なぜ、在宅では「いのち」の奇跡が起きるのか？

在宅医療30年一筋
死にゆく人が教えてくれた真実！

東郷 清児 [医師]

コスモ21

なぜ、在宅では「いのち」の奇跡が起きるのか？

カバーデザイン◆中村　聡

はじめに

「先生、私、将来100歳を幸せに迎えられるでしょうか？　100歳まで生きられるんだったら、絶対、幸せでなくちゃ嫌です！」

今、あなたからそう問い詰められたとしたら、きっと私はこう答えるでしょう。

「それは、あなた次第です」


「100歳まで幸せに生きられたらいいなぁ」と漠然と希望をもっているだけ、「年老いた私を誰かが幸せにしてくれるだろう」と淡い期待を抱いているだけだとしたら、それは自分の人生を「人まかせ」や「成り行きまかせ」にしているのと同じです。

他方、やみくもに「将来への不安」をもちながら、そのまま何もせずに生きているとしたら、それはたった一度の人生を無駄にしてしまっていることだと、私は思うのです。

もし、ほんとうに100歳のあなたが幸せでありたいと願うのなら、ひとつだけ方法があります。

それは、自分がやりたいこと、好きなこと、楽しいと思うことのなかに自分から思い切って飛び込むことです。

年齢や置かれた状態に過度にとらわれることなく、常に学びと体験をくり返しながら知識を得ること、人とつながり情報交換することに尻込みをしないこと、そして可能なかぎり生きがいと社会生活における自分自身の役割を探求し続けることです。

あなたが幸せに生きるとき、あなたの「いのち」につながる他の「いのち」にも幸せが伝播して、その広がりが世の中を幸せ色に塗り替えていくに違いありません。

決して忘れないでください。

あなたの人生は、あなた自身の心とその手の中にあることを。

あなたこそが、あなたの「いのち」と「魂」の指揮官なのですから。

国連は毎年、国際幸福デーの3月20日に世界幸福度ランキングというものを発表しています。これは、各国の国民が自分の幸福度を主観的に自己評価した世論調査をもとに分析したものです。

第一回目の2012年、日本の幸福度の順位は45位でした。私はこの数字にたいへんなショックを覚えました。なぜなら、そのときの日本人の平均寿命は83・4歳で世界第一位だったからです。その後も日本人の平均寿命は伸び続け、長生きできる人が増えているにもかかわらず、それと逆行して幸福度は下がっていきました。そして2020年、日本の順位は153カ国中62位と過去最低を記録しました。

日本人の幸福度を年代別に見たときに、わが国の社会の問題点が浮き彫りになります。他のほとんどの国においては、幸福度が壮年期に一度下がったとしても、老年期に向けてふたたび上がっていくというU字回復を示します。しかし日本の場合、一度下がった幸福度は老年期も低いままで回復しないのです。すなわち、世界のどの国よりも長生きできている日本の多くのお年寄りが幸せを感じていないということです。

「長生きなんかするもんじゃない」

「早くお迎えに来てほしい」

私は長年、在宅医をしていますが、お年寄りの口から漏れ出るこんな言葉を耳にするたびに、どうしようもなくやるせない気持ちになります。

世界トップクラスの経済大国になり、健康長寿を勝ち得た日本人の、とりわけお年寄りの幸福度が、なぜこんなにも低いのでしょうか。

本来、長生きができるということは幸せであるはずなのに、なぜわが国ではこれだけ長生きしても〝しあわせ〟を感じる人が増えないのでしょうか。

ここには、大きくふたつの理由があるというのが私の考えです。

ひとつは、国全体に蔓延している潜在的な意識がもたらすものです。

すなわち、高齢者が増えれば増えるほど、医療や介護のために捻出する国家の財政的負担が経済の伸びを上回って増大することで、国が衰退してしまうという間違った考え方です。この考えによって、国はとるべき対策や進むべき方向を誤ってしまい、国民の意識を間違った方向へと誘導してしまうのです。これは、日本社会の精神性が十分に成熟していない証拠であると私は感じています。

なぜ私が、このような考え方を間違いだと言い切れるのか、この本の中でご説明していきます。

そしてもうひとつは本人自身の意識です。

どのように生きるべきか、そして、どこでどのように人生を終えるのか、そのことは自分で考えるべきことです。あなたの生き方、死に方の正解を、どんな立場の人であれ、あなた以外の誰かが握っていることなど決してあり得ないからです。

幸福度ランキングの上位10カ国のうちの半数を占める北欧諸国の社会的な特長は、心の欲求を満たすものが〝お金や物質的なもの〟ではないという価値観と、『個』を尊重した〝自分らしい生き方〟を優先する文化です。


「ものごとはね、心で見なくちゃよく見えないってことさ。かんじんなことは、目には見えないんだよ」

これは、小説『星の王子様』の中に出てくるもっとも有名な場面で、キツネが王子さまに伝えた「秘密」です。

相手に対する想い、愛、信頼、きずな、情熱、夢、希望……

これらはどれも見えないけれど感じているものであり、何より大切なものだからこそ、そこに生きる価値が生まれるのです。何歳になったとしても、決して見失わないでください。

せっかく長生きするのなら、せっかく100歳まで生きられる〝幸運〟を手に入れられるのなら、ワクワクしながら、楽しくハッピーに生きなければ損です。そう思いませんか?

どんな生き方、死に方が〝しあわせ〟なのか?

在宅医療のなかで私が見つけ出したそのヒントを、この本の中でみなさんにお伝えすることができるとすれば、それが私にとって、まずもっての幸せです。

なお、本文中で登場する患者さんは、どなたも私が在宅医として関わった方たちですが、個人情報に触れないように文章を構成しています。

なぜ、在宅では「いのち」の奇跡が起きるのか？……もくじ

1章 終末期医療と延命治療が抱える矛盾

2章 〝いのち〟の真の姿を見落としていないか？

3章　在宅医療から見える「いのち」の意味

4章 世界を見据えた未来型モデル

1章

終末期医療と延命治療が抱える矛盾

医療に必要なのは一貫性

皆さんは「終末期医療」や「延命治療」という言葉をご存じでしょうか？

一般的には、老衰や治る見込みのない病気が進行して、何もしなければ数週間から長くて半年以内に死を迎えるだろうと予想される時期を人生の「終末期」と位置付けています。現在、事故や災害、急病などによる突然死を除いた約95％の人が、このような終末期を経て死に至ることになります。

そして、この時期に死期を引き延ばすことを目的に行なわれる医療を「延命治療」と呼びます。

医療の世界において「病気」を診断することはそれほど難しくありません。なぜなら、それぞれの病気には統一化された診断基準というものが決められているからです。たとえば高血圧ならば血圧の値、糖尿病ならば血糖値といった数字によって、また、ガンや難病などは、症状に加えて、血液データ、画像検査、組織や細胞の顕微鏡検査の結果などを診断基準に当てはめることで病名を確定することができます。これは専門家が行なえば、ほとんど同じ診断結果が得られるものです。

しかし、「終末期医療」や「延命治療」となるとそうはいきません。なぜなら、「終末期医療」「延命治療」の定義は、病気の診断とは違って実は明確な基準やしっかりとした線引きがないからです。

「延命」とは、読んで字の如く〝命を延ばす〟ことですから、「解釈は簡単」と思われるかもしれません。しかし、医療の現場において延命という言葉が含む意味は、実際はそんな単純なものではありません。そこで、「終末期医療」や「延命治療」について、皆さんに〝病気の診断〟のようにきちんと定義付けてお伝えできればと張り切って本の原稿を書きはじめたのですが、正確に分類しようとすればするほど私自身が迷路に迷い込んでしまいました。

「なぜ整理がつかないのか……」を考えるうちに、あることを思い出しました。それは、医師が安易に「それは延命です」と断定することで、在宅医療の現場では予想外の混乱や戸惑いが、主に患者さん側に生じることが少なくないということでした。

たとえば病院では、医師の診断によってすでに終末期とみなされ「これ以上の治療は延命治療に過ぎません」と宣告された患者さんでも、本人や家族の強い希望で退院した後に元気になって、長期間ご自宅で過ごすことができたというケースを私は数多く経験してきました。また終末期ではあるけれど、まだ大丈夫だろうと思っていた患者さんが、まるで自ら死期を選んだようなタイミングで旅立ってしまったという場面にも立ち会ってきました。

このようなことが実際に起こったとき、医療的な一方向の視点で私たち医師が疑うことなく論じた終末期は、患者さんや家族からは「嘘」であったと捉えられてしまうことになります。

終末期は、医療的な基準のみならず、患者さんやご家族の価値観や死生観、人生経験、あるいは時流によって如何ようにも変化しうるわけです。さらに「延命治療」は、このような玉虫色と表現できる終末期に行なわれることが多いわけですから、その意味も多様に変わり得ます。

私のフィールドである在宅の医療現場で起きる混乱の原因は、こういった「終末期医療」や「延命治療」が持つ曖昧さにあるのだと感じるようになりました。

このように「終末期」の解釈も、「延命」という言葉の用いられ方も、〝時代〟や〝人〟によって多少なりとも異なってきますから、「命を延ばす」という延命の本当の意味を考えるとき、私たちは表面的な字面にとらわれず、延命によって何がもたらされ何を失うのかということにまで思いを巡らせることが大切になります。

そこで1章では、在宅医療の現場で私が感じている「終末期医療」や「延命治療」の課題や問題点について整理してみることにしました。これまで携わってきた医療の現場や、主治医として担当してきた患者さんを通じて、これらの言葉のどこが曖昧なのか、原因はどこにあるのか、その曖昧さは患者さんにどの様な影響をもたらすのか、そのことも皆さんには知っておいて頂きたいのです。

私の限られた経験の中からあぶり出してみたものではありますが、冒頭に述べましたように、皆さんのほとんどが将来避けては通れない人生の締めくくりについての話であり、〝今日は他人ごとでも明日は我が身〟のことですので、是非ともお付き合いください。

老人病院が牢獄であった時代

その昔、老人専門病院というものが存在しました。そこでは、経営のために老人が食いものにされるような医療が行なわれることがありました。

今から30年以上前のこと、私も、医療の歴史の悪しき一端を垣間見る経験をしました。

医師として働くようになったばかりの私は大学病院の講師の研究を手伝うことも兼ねて、オープン間もない老人病院に週に1回出向くことになりました。そこはベッドが400床以上ある大病院で、数多くの患者さんを受け入れることができるため、大学にとっては研究データの宝庫でもありました。

その頃、その病院では、月に1回の血液検査と胸部レントゲン検査、3カ月に1回の脳のCT検査が行なわれていました。一度では飲みきれないほどの量の薬を服用している患者さんも多く、症状はとっくに改善しているのに、同じ抗生剤が3カ月以上意味もなく使用され続けているケースもありました。

この病院でもっとも広い病室には、治療ではなく介護を受けるために入院し続けている患者さんたちが大勢いました。ベッドが縦横構わずぎゅうぎゅう詰めに配置されている様子は、野戦病院さながらです。そこには、認知症の人もそうでない人も男女の区別なくゴチャ混ぜに寝かされていました。私たちは、そのお年寄りたちのことを、寝たきり患者ならぬ「寝かされきり患者」と呼んでいたほど酷い状況でした。

ある日のこと、いつものようにベッドとベッドの隙間をカニのように横に歩きながら回診していたとき、ひとりの女性患者さんが私を呼び止めて、涙を流しながらこう訴えました。

「先生、助けてください。いつも看護師さんが私の顔の近くで隣の患者さんのおむつ替えをするんです。私がベッドの上で食事をしていてもお構いなしで……」

私は、そのことを看護部長に伝えました。「わかりました」との返事はありましたが、その後も改善された様子はありませんでした。


急性疾患の治療を行なう病室では、最新の医療機器がずらっと並び、ベッドの上のお年寄りはみな、たくさんのチューブに繋がれていました。食べる量が少なかったり、飲み込みが少しでも悪ければ、高カロリーの点滴や鼻の穴から入れたチューブを使って栄養投与が行なわれていました。呼吸状態が悪ければ酸素マスクがつけられ、さらに悪化するようなら医師の判断で人工呼吸器が装着されました。

私は、その病室で一度こんな場面に遭遇したことがあります。病室の隅で働いていた看護師さんが、主治医を見つけて大声を上げました。

「先生、人工呼吸器をつけている○○さんのことです！　先生の指示通り酸素の量を10Lで投与中ですけど、酸素飽和度（血液中にどの程度酸素が含まれているかを示す数値、正常値は96～99％）がずっと100％のままです。酸素治療による副作用のほうが心配です」

「じゃあ9Lにしろ！」

5メートルは離れた場所から怒鳴るように答えた病棟責任者の医師は、患者さんの顔を見ることもなく、憤然とした態度で部屋から出て行きました。10Lを9Lにしたところで大きな変化はないだろうということは新米医師の私にもわかります。その医師にとって、死にゆく患者さんにきちんと向き合うこと自体が面倒なのだろうと思いました。

心臓が止まりそうになって血圧が下がってくれば血圧を上げる薬が注射されます。心臓が止まれば心臓マッサージとアンビューバッグという手動式の器具を使った人工呼吸が施されます。このような心肺蘇生を含む延命治療は、病気の種類や年齢、回復の見込みにかかわらず、全ての患者さんに当たり前に行なわれていました。

しかし、死にゆく人の命を1分でも1秒でも長らえさせようと治療の限りを尽くしたところで目に見えるほどの効果はなく、結局患者さんたちはそのまま病院で亡くなります。当時は、そんなパターンがほとんどだったのです。治療の全てが終わり、確実に死亡したことを医師が確認してから、家族はやっと病室に通されて遺体と対面します。

ここで、お決まりの文句が医師の口から家族に向けて語られます。

「可能なかぎりの手を尽くしましたが、残念ながら力が及びませんでした」

そして、家族からは医師に対する感謝の言葉が返ってきます。

「医療とは、そういうものだ」私たちはそう教えられましたし、それを疑う者は誰もいなかった気がします。

今思えば、人生の集大成というべき死への過程と最期の瞬間に存在する人間の最大の尊厳を、延命という正義の仮面を被ったビジネス医療が奪い取っていたのだと思います。

あるとき私は、その病院の窓から院長の愛車である黒く大きなロールスロイスを眺めながら、何かやり切れない気持ちになり、ため息をついたのを覚えています。

1970年代頃から多くの老人病院では、誤嚥性の肺炎をくり返したり、口から食べられなくなったお年寄りに対して誰彼無く、栄養や薬を入れるための点滴や鼻からのカテーテルチューブを使った人工栄養が医師の判断で当たり前のように行なわれました。たとえ食事ができたとしても、入院しているお年寄り全員に点滴を行なうことが日課で、部屋いっぱいに並べられたベッドの天井側から無数の点滴の管が降りているような病院もあったといいます。

酸素吸入や人工呼吸器なども安易に装着され、何もわからない多くの患者さんたちは、治療を受けるために一日中ベッドに寝かされ、「薬漬け」「検査漬け」の日々を過ごしました。

リハビリを受けることもなく、やがて筋力が衰え、関節は固まり、歩行はおろか立つこともできなくなり完全に寝たきり状態になっていきました。身体のあちこちに床ずれが出来たり、認知症になる患者さんも少なくありませんでしたが、そのまま延命治療は続けられ、やがて多くの患者さんたちは病院で亡くなっていったのです。

それでも当時は、患者さんの命を少しでも長らえさせることが何よりも正しく最優先すべきことと考えられていました。病院で行なわれるこれらの医療行為は、終末期における延命治療も含め「とてもありがたいこと」と国民は容認していた。そんな時代だったのです。

それでは、なぜこのような延命治療が長期に渡って老人病院の中で行なわれてきたのでしょうか。その理由を整理してみましょう。

[理由その1] 医師の使命感

〝病気を治し、患者を死なせないこと〟を最大の使命と考え、病気や怪我が治って元気になった患者さんの笑顔の中にのみ〝幸せ〟があると信じて精進していた当時の多くの医師は、「延命至上主義」の意識に支配されていました。

［理由その2］国民の病院信仰

医療技術が進歩して、医療機器や医薬品が次々と開発され、多くの病気が解明され治るようになり、自ずと「患者は医者の言うことを黙って受け入れていればよい」といった風潮が社会に生まれました。患者や家族は多くの場合、治療の判断を病院の医師に任せたのです。そして、高齢患者の終末期における延命治療から看取りまでのほとんどが病院の中で行なわれました。

［理由その3］病院の利益

当時、老人病院における医療費の支払いは出来高払いで、医療機関は検査や投薬などの治療を行なえば行なうほど報酬を得られたため、医療行為はそのまま病院の儲けに直結しました。すなわち、過剰医療に傾きやすい経済環境がそこには存在していたのです。

こういった理由から老人病院では、本人の意思や希望が確認されないまま、漫然と延命的な医療行為が行なわれ続けました。

しかし「老人で儲ける悪徳病院」（和田努著　エール出版社1982年）という本が出版されるなど、老人病院における過剰医療に対して社会的な批判の目が向けられるようになりました。そして1990年の制度改定で老人病院の診療報酬は定額制となり、治療をすればするほど病院は損をする仕組みとなったため、そこでの延命治療は自ずと制約されるようになりました。

2003年には「老人病院」という言葉も消滅しました。

『胃ろう』の登場

老人病院衰退のあと、わが国において、終末期医療や延命治療への国民的な関心が高まる要因となったのが「胃ろう」です。

私が初めて胃ろう造設の手術を目の前で見たのは、医師になって3年目、総合病院に勤務していた1991年のことです。先輩の内科医師が、手術室ではなくベッドサイドで手際よく胃ろうをつくっていく様子を、驚きと感動で見入ったものでした。

「これから胃ろうはドンドン普及していくよ。口から食べられなくなった患者さんにも栄養をしっかり補給できるようになるから、点滴をしなくても済む。患者さんは助かるし、医者も楽になる」

この先輩医師の言葉に嘘はありませんでした。

この胃ろうの問題を考える前に、まず人工栄養について整理してみましょう。

【人工栄養】

食べ物や水分を飲み込むための嚥下《えんげ》機能が病気や老化で衰えた場合に、口以外から水分や栄養を補給する方法を『人工栄養』と呼びます。人工栄養には、(1)輸液療法と(2)経管栄養の2種類があります。

(1)輸液療法

静脈の血管から栄養を提供する方法で、「末梢《まっしょう》静脈栄養」と「中心静脈栄養」に分かれます。

①末梢静脈栄養

一般的に言われる点滴治療のことです。末梢血管という静脈（大抵は腕）に短いカテーテルチューブを挿入して、栄養の輸液を注入する方法です。医療者にとっては簡単な治療法ですが、手足の細い血管では高いカロリーの輸液に耐えられないため、十分な栄養を投与することが困難です。したがって、短期間で症状の回復が見込まれるときの脱水の補正などには有効ですが、長期の栄養管理には適していません。

②中心静脈栄養

鎖骨下や頸《くび》、鼠径部《そけいぶ》などにある太い静脈にカテーテルを通して、完全静脈栄養と呼ばれる高カロリーの輸液を行なう方法です。栄養を直接血管に入れますから、胃や腸などの消化管に障害がある患者さんの長期の栄養管理には適しています。しかし、腸を動かすことによって活性化される免疫力が低下してしまうという欠点があります。

また、中心静脈栄養は①の末梢静脈点滴とは異なり、カテーテルを挿入する際に肺や血管を傷つけることによる合併症の可能性があるため、病院において専門的に栄養のルートを設置する必要があり、その後も管理には細心の注意を要します。もしもカテーテルの刺し込み口から菌が血管内に入り込むと、敗血症という重篤な感染症を引き起こしてしまうため、徹底した清潔の保持が必要です。

⑵経管栄養

経管栄養とは、管を用いて胃や腸に直接栄養を送り込む方法で、次の①、②が主流です。

①経鼻経管栄養

鼻の穴から経鼻胃管チューブという細い管を入れて、水分や栄養を胃に直接送る栄養摂取方法です。身体に侵襲《しんしゅう》を与える手術などの必要はありませんが、管の挿入時や月に1～2回の交換時以外でも、鼻から喉にかけて常に管が入れられているので、患者さん本人の不快感や苦痛を避けることは困難です。

鼻から出ている管をテープで顔に固定するので、見た目の問題もあります。もしも自分で管を抜いてしてしまうような認知症の患者さんなら、手を拘束されてしまうこともあります。栄養の投与中に管が途中まで抜けてしまえば、気管から肺へ栄養が流れ込み重症の肺炎を引き起こす可能性が高くなるからです。

②胃ろう

内視鏡（胃カメラ）を使ってお腹から胃につながる小さな穴（胃ろう）を造り、そこからチューブを通し栄養を投与する技術が胃ろうです。胃ろうは1980年代にアメリカで開発され、その後徐々に世界に広がっていきました。2000年以降、わが国では、これまでの方法にとって代わり「胃ろう」が人工栄養の主役に躍り出ました。なぜ胃ろうが急速に普及したのか、その理由について医療者側と患者さん側に分けてご説明しましょう。

(ア)医療者側の利点

・胃ろう造設は15分もあればできるうえ、チューブ交換などの医療的管理も容易である

・口からの食事ができなくなった患者さんは、管理が大変な点滴や経鼻経管だと施設から断られるが、胃ろうなら受け入れてくれるため退院させることができる可能な場合がある

・胃ろう造設で得られる医療機関の報酬が高額である

(イ)患者さん側の利点

・お腹に穴を開けるという手術にはなるものの、一度取り付ければ身体の負担や不快感はほとんどない

・感染症などのリスクが低い
・胃ろうのチューブは普段は服で隠れ、動きにも支障がない
・胃や腸の機能を生かすことで免疫力を保つことができる
・胃ろうによって栄養状態が改善したり、リハビリを行なうことで体力や症状が回復し、再び経口摂取が可能となって胃ろうを外せる場合もある
・介護する家族の負担も少なくてすむ

このように、他の人工栄養よりも優れている点が多い胃ろうは、医療・介護の現場で重宝され、その数は増えていきました。自力で食べることのできなくなった終末期の患者さんたちを、飢え死にから回避させることができる胃ろうは、一躍〝時代の寵児〟となり、日本人の平均寿命はさらに延びていったのです。

自宅における終末期医療

☆ヒデ雄さん（74歳　パーキンソン病・アルツハイマー型認知症）

２００２年から２００７年まで、私が在宅の主治医を務めていたヒデ雄さんは、病院で胃ろう造設による延命処置を受け、自宅へ戻られました。時代はまさに胃ろう全盛期でした。それから5年に渡って介護を続けてきた奥様は、その間、延命治療の意味や夫の人間としての『尊厳』などについて悩み続けました。そして最終的に〝胃ろう〟という延命治療の中止を決断しました。

私にとっても延命の意味を考えさせられた症例です。

74歳のヒデ雄さんは、神経難病であるパーキンソン病の既に末期の状態であり、室内をかろうじてつたって歩く程度で、２～３年以内には寝たきりになるだろうと専門の医師から告知されていました。アルツハイマーも合併して会話もたどたどしく、食事もむせるようになっていたヒデ雄さんは、ショートステイ先の施設で食事を喉に詰まらせて、救急車で病院へ搬送されました。病院に到着したときには、意識はなく、呼吸は微弱、血圧も低下しており、極めて危険な状態だったそうです。

不在の奥さんとはすぐに連絡がつかず、医師の判断で救命のための気管挿管（口から喉頭《こうとう》を経由して気管内にチューブを挿入する）が行なわれ人工呼吸器につながれました。同時に点滴も開始され、鼻からは胃管チューブが挿入されました。

☆ポイント①

駆けつけた奥さんは、ヒデ雄さんを見て、救急担当の医師にこう言ったそうです。

「夫の命を助けてくださって、本当に感謝しています。ただ、パーキンソン病が進行して身体が不自由なうえ認知症も発症した夫は、多分、延命は望まないだろうと思います。良くなる可能性がないようなら、これ以上の延命のための積極的な治療ではなく、痛みや苦しみをとるための緩和的な治療のみを希望いたします」

「ご主人はそのことを何か文章に残されていますか？」

「それは、ありません」

そう答えた奥さんに対して、突然、担当の医師は大声を張り上げてこう言ったそうです。

「あなたは、まだ生きる可能性がある人間に対して、もう治療はやめろというのですか？　それは、ご主人に死んでくれと言っているのと同じですよ！」

その後、２週間たっても人工呼吸器が必要な状態が続いたため、喉仏のあたりに穴を開ける気管切開という手術が施され、そこに挿入されたチューブが人工呼吸器につながれました。〝胃ろう〟の手術は、家族が知らないうちに行なわれていたそうです。

☆ポイント②

やがて急性期の病状は落ち着き、人工呼吸器からは離脱できましたが、救命処置が行なわれるまでの間、低酸素が続いていたため認知機能はさらに低下し、手足の麻痺が進行して、ヒデ雄さんは完全に寝たきり状態となりました。

ヒデ雄さんの身体には、気管カニューレ、胃ろうチューブに加えて、排尿障害への対処として尿道カテーテルチューブが留置されていました。病院では、栄養の注入、痰の吸引、尿や便などの排泄のチェックと処置といった医療行為や、着替え、清拭《せいしき》、入浴などのケアが、時間通りに代わる代わるやってくる看護師さんや介護士さんによって、マニュアル通り、手短にテキパキと行なわれました。しかし、医師を含め病院のスタッフが、ヒデ雄さんの表情や身体の隅々までをしっかり観察したり、声をかけたりすることなどは、ほとんどなかったそうです。

☆ポイント③

奥さんが「自宅に連れて帰りたい」と病院側にお願いしても、「医療的な処置がいろいろありますから家では看れませんよ」と、病院が提示するのは他の病院への転院だけでした。

☆ポイント④

奥様は、在宅療養の体制づくりのために、駆けずり回ったそうです。まず市役所の窓口に相談に行き、アドバイスをもとに、ケアマネジャー（介護支援専門員）や訪問看護の事業所を自分で探したあと、最後に私のところに訪問診療の依頼の電話をかけてこられました。

準備を整えた奥様は、病院側の反対を押し切ってヒデ雄さんを自宅へ連れて帰りました。

☆ポイント⑤

家に戻ってからは、ほぼ毎日、24時間体制で奥様は熱心に介護を続けました。身体的な介護だけではなく、話しかけたり、ヒデ雄さんの好きな音楽やラジオ番組を聞かせたりと、思いつくことは何でもしました。しかし、ヒデ雄さんはベッドの上で、無表情のまま半開きの目で天井を見つめるばかりでした。

四六時中痰がからむのですが、痰がからんだときは、その痰を気管カニューレからチューブで吸引します。そのときは、顔を真っ赤に歪め、苦しそうな顔をしました。

奥さんは私によくこう仰いました。

「こんな姿を見ていると、とても夫が幸せだとは思えないのです」

☆ポイント⑥

もともと「とても80歳までは生きられないでしょう」と言われていたヒデ雄さんが、80歳の誕生日を過ぎて間もなくのことでした。

奥さんが私にこのような相談をしてきました。

「もうこれ以上、夫を苦しめ続けることに私は耐えられません。自然で楽な最期を迎えさせてあげたいのです」

人工栄養を開始することは簡単です。しかし、それを中止することは実は容易ではありません。これまでそのような経験がなかった私は、この話を診療所に持ち帰ってみんなで話し合いました。そして、家族の希望を叶えるべきか、叶えるためには何が必要かを検討しました。

☆ポイント⑦

その後、私が声をかけて、ケアマネジャー、訪問看護師、ホームヘルパー、訪問入浴スタッフなど、在宅療養を支えてきたチームのメンバーがヒデ雄さんのご自宅に集まり、カンファレンスを開きました。

その結果、本人の状態をしっかり観察しながら、胃ろうからの栄養投与を徐々に減らしていき、ひと月くらいで完全に中止することとしました。

☆ポイント⑧

「延命の意味とは？」ヒデ雄さんを通じて私がこのことを強く意識するようになったのは、その後に起きた驚きと感動の出来事によるものです。ヒデ雄さんの肉体と精神が「徐々に衰弱していくだろう」という予想に反して、生命の復活とも言うべき変化を見せたからです。

まず、身体に入る水分の量が減っていくにつれ、痰が出なくなっていきました。すると、硬かった顔の筋肉が緩み、表情が穏やかになってきたのです。肉体的には、死が急接近していたことは間違いなかったのですが、その目には光が灯り、生気が蘇ってきました。そして、赤ん坊が愛情と安心を確かめるのと同じように、ヒデ雄さんは周囲をキョロキョロと見渡す仕草をしばしば見せるようになりました。

栄養も水分もまったく摂っていないわけですから、痩せていくのはわかりましたが、10日経っても2週間経っても、生き生きとした表情が持続して、覚悟していた臀部の褥瘡《じょくそう》（床ずれ）の悪化も認められませんでした。

5年間、主治医としてこんなに生き生きとしたヒデ雄さんを見たことはありません。ベッドの脇にいつでも置いてあった写真の中の笑顔で精悍な顔の男性と、目の前のヒデ雄さんが同一人物であることを初めて認識できました。それと同時に、『外側からの力で生かされている人間』と『死を前に自分の人生を生きる人間』の違いをまざまざと見せつけられたのです。

ヒデ雄さんは、医療による延命治療から解放されてちょうど3週間目の午前3時頃、家族に見守られて自然で静かな最期を迎えることができました。

私が死亡確認のためにご自宅に到着したときは、〝何を着せようか〟と奥さんと娘さんが笑いながらヒデ雄さんのサラリーマン時代のスーツを選んでいる最中でした。お孫さんを含め、揃っていたご家族全員が笑顔でした。
ヒデ雄さんは、飲まず食わずの状態で3週間を生き、そしてその短い期間の中で、間違いなくご家族へ「幸せ」をプレゼントしたのです。

ヒデ雄さんの症例を8つのポイントに整理して述べましたが、それぞれのポイントについて皆さんにぜひ知っておいていただきたい点をお伝えします。

ポイント①　病院における救命処置

救急車を呼ぶということは「命を救ってほしい」という意思表示ですから、救急車で運ばれてきた患者に対して病院側が救命の処置をするのはまず当たり前のことです。後で紹介するような延命治療拒否の事前指示書がもしあれば、病院の対応も違ったかもしれません。

ポイント②　医師の判断による延命処置

この時代、「見殺しにする気ですか」とか「餓死させる気ですか」などと医師に詰め寄られて仕方なく延命治療を選択したという話を、何度かご家族から聞いたことがあります。特に2000年頃から急速に普及した胃ろう造設は、その後10年以上、「病院の有り難き計らい」と一般的に考えられ、ご家族への説明や承諾なしに行なわれることがしばしばありました。

ポイント③　病院における延命

往々にして、「死」を禁じ「生」を封じ込めた〝死なせない〟ための医療が、病院での延命治療です。業務的医療の中では、人間は物体化し『尊厳』の在りかが見失われていきます。

ポイント④　抜け落ちる在宅医療

病院の医師に在宅医療に関する知識はほとんどありませんでした。ですから、家族に対する自宅退院の提案やアドバイス、指導などは一切ありませんでした。

ポイント⑤　病院から在宅へ移行するまでのサポート不足

病院だけではなく地域においても、在宅療養を開始する際の相談やサポート機能は十分とは言えません。

ポイント⑥　本人の意思確認の難しさ

本人が意思表示できない場合には、本人に一番近い人、いわゆるキーパーソンが本人に代わって意思を伝えなくてはなりません。

ポイント⑦ 「胃ろうからの栄養の中止」に必要なこと

過去の延命治療中止にまつわる判例を検討したところ、以下の4項目が確認できました。

・主介護者である妻が精神的に安定しており、介護放棄ではないこと
・他の家族の意思が同じであること
・病院、在宅の両方の医療者による、嚥下機能の回復は望めないとする診断
・在宅療養を支えてきた多職種による「本人にとって延命治療の継続は苦痛でしかない」という合意

ポイント⑧ 人工栄養中止の法的な裏付け

次の諸点を確認のうえ判断しました。

・介護者である娘さんに介護放棄の疑いはないこと、抑うつ気分を認めないことを確認した。
・複数の医師でカンファレンスを行ない、本人の『よりよき生』のために栄養療法の中止を検討することは妥当性があると判断した。

・複数の医師で診察を行ない、アルツハイマー型認知症の終末期であり、嚥下能力の回復は不可能と判断した。
・栄養療法中止に限らず、過去の治療中止にまつわる判例を検討した。
・疎遠の息子にも現状を電話で説明し、息子も栄養療法の中止を望むことを確認した。

人工栄養や点滴の中止の合法性は明文化されていませんが、かといって中止が法的に禁止されているわけでもありません。「一度胃ろうを造設したならば、そこからずっと栄養を入れ続けなければならない」という決まりは実際にはないのです。医療の現場では、合法か違法かが明確でないグレーゾーンの医療行為がいくつかあります。倫理的にみて本人の人生に必要なことであり、違法でない限りは、支援者は「責任をとりたくないから」と逃げてはいけません。

この章の冒頭で終末期と延命治療について述べましたが、ここでヒデ雄さんの場合を考えてみましょう。

みなさんは、どの場面からがヒデ雄さんの終末期と思われますか？　どの治療を延

命治療と呼びますか？

まず、医療者側からの一般的な理解に基づいて、ヒデ雄さんの終末期と延命について考えてみます。先述したように、一般的に終末期とは、何もしなければ長くて半年以内に患者さんが死を迎えるだろうと予想される時期であり、救命処置は、その終末期への入り口を先に延ばす行為、また延命治療は、終末期の期間を延ばす行為と考えられます。

もし、ポイント①の時点でヒデ雄さんやそのご家族から「人工呼吸器は拒否する」との明確な意思表示があれば、病院は救命処置を行なうことができず、したがって、そのときの処置は延命治療になります。つまり、この時点が終末期への入り口と考えられます。

しかし実際には、救命処置を拒否するような意思表示がなかったヒデ雄さんの延命治療が始まったのは、胃ろうを造設したポイント②ということになるでしょう。また、このポイントを終末期への入り口と考え、胃ろうという延命治療によって終末期の期間が延びたとするのが妥当でしょう。

そして、延命治療を中止したポイント⑧以降、ヒデ雄さんは、いよいよ確実な生命の終焉に向かって、自然な形での最期を迎えたことになります。

しかし、私自身はヒデ雄さんを通じて、終末期や延命についての判断が、病院と在宅といった場所、そして、見る人の立場や角度によっても異なってしまうということを学びました。

救命され延命治療を受けていた5年間は、ヒデ雄さんはただ〝生かされていた〟状態であり、彼の命は凍結されていたのではないか。そして、医療から解放されていく中で命が溶けだし、〝生〟の中を自由に泳いだ残りの3週間こそが、ヒデ雄さんにとっての真の『延命』だったのではないか。振り返ってみたとき私はそう感じずにはいられないのです。

もうお一人、『延命』の意味を考えさせられたシズ江さんの症例を紹介します。

☆シズ江さん（100歳　脳梗塞後遺症・アルツハイマー型認知症）

シズ江さんの在宅主治医を依頼されたのは、ヒデ雄さんが亡くなられて約半年後のことでした。

ケアマネジャーを通してご長男から依頼された内容は「病院では死なせてもらえな

い母を、自宅で過ごさせてほしい」というものでした。

数日後、カンファレンスのためシズ江さんと初めて対面したのは、ご入院先の病院でした。経過はこういうことでした。

100歳になろうとするシズ江さんは認知症と歩行障害があったため、同居している70代のご長男夫婦の介護を受けながら、自宅で暮らしていました。

しかしその後、肝臓ガンが悪化したお嫁さんも介護が必要になってしまいました。母親と妻の2人を息子さんが自宅で介護することは困難であったため、シズ江さんは特別養護老人ホーム（以下特養）に入所することになったそうです。

特養で生活するようになって数カ月が経ったある日、シズ江さんは施設で突然意識を失い救急車で病院へ運ばれました。診断は「重度の脳梗塞」でした。ご家族が到着したときには点滴が施され、嘔吐への対応として、鼻の穴から胃まで達する〝胃管チューブ〟という管が入れられていました。

治療によって一命はとりとめたものの、その後も意識は戻らず、手足を動かすこともできない、いわゆる「植物状態」となったシズ江さんは、回復の見込みがないまま病院での闘病生活を送ることになりました。

ある日、病院へお見舞いに行ったご長男は、胃管チューブから栄養の投与が始まっていることに気がつきました。慌ててナースステーションへ行き、看護師に尋ねました。

「チューブからの栄養が始まるなんて聞いていませんでした」

「ドクターの指示です。口から食べることができないのですから当然です。もともと血管が細くて、針が入る血管はもう残っていませんから点滴もできないのです」

やがて、まったく動かない身体に1日2000kcalの栄養が入れられるようになったシズ江さんは、赤ん坊のようにツヤツヤで丸々と太っていきました。看護師は

「命が助かって良かったですね。もともと内臓はご丈夫ですから、あと数年は寿命があるんじゃないですか」

と、ニコニコしながらご家族に話したそうです。そして、

「入院から3カ月経ったら療養型の病院へ移っていただきますね」

と、念を押されました。

二度と目も口も開かないベッド上のシズ江さんの顔を見ながら、ご家族は悩み続けました。

「この状態で生き続けることが、本当に本人にとってよいことなのだろうか」

そして、何度も何度もご家族同士で話し合った末、決断したと言います。

「鼻のチューブを抜いて栄養をストップしてください」

しかし、いくら病院にお願いしても、

「それは無理ですよ」

と、まったく取り合ってもらえなかったそうです。


このような話を一通りケアマネジャーから聞かされたあとに、病院の会議室でカンファレンスが開かれました。参加者は、病院の医師、看護師、医療相談員、ご長男夫婦、ケアマネジャー、そして私でした。

ご長男は病院の主治医にこう切り出しました。

「今回倒れる直前の母は、私たち家族の顔もわからないくらい認知症が進み、食も細くなってきていましたので、このまま苦しむことなく大往生できるだろうと思っていた矢先の脳梗塞でした。本人は認知症になる前から『管に繋がって生きるのは嫌だ』と言っていました。チューブから強制的に栄養を入れて生きながらえさせることは私たちが希望したことでもありません」

医師はこう答えました。

「病院としては当たり前のことをしてきたと思っています。おわかりでしょうが、栄養をやめることは死を意味します。うちの病院で人殺しはできません」

「ご紹介いただいた転院先の病院へも確認しましたが『引き継いだ治療を続けるだけです』と言われました。入所していた特養に聞いたら『チューブが入っていれば受け入れられません』とのことでした。八方塞がりです。お宅の病院で無理なら、家に連れて帰って母を見送ります」

ご長男の言葉にムッとしたその医師は、私の方に顔を向けて言いました。

「ご勝手にどうぞ。ご自宅に帰られてから何をなさろうと、うちの病院には関係ありませんので」

私はご長男の方を向いて「お母様を早くお家に帰してあげましょう」とだけ答えました。

訪問看護とホームヘルパーの体制を早急に整えて、数日後、シズ江さんは自宅に退院しました。

帰宅したその日から、投与カロリーは100歳の肉体に見合った800kcalに減らしました。在宅の医療とケアに関わる全ての人と、これからの方針と考え方を皆で共有するために、合計4回のカンファレンスを自宅で行ないました。遠方に住むシズ江さんの親族である5人の方にもそれぞれ延命治療中止について記載した同意依頼の文書を送り、署名と捺印をしていただきました。

ご家族及び多職種専門家の意見がまとまり、人工栄養の量を少しずつ減らそうとしていた矢先に不思議なことが起こりました。便秘で苦しんでいたシズ江さんに、何もしていないのに下痢が始まったのです。栄養を入れるとたちまち水様性の便が多量に出るという症状が突然見られるようになりました。禁食にして点滴に切り替えようと試みましたが、病院が指摘していた通り点滴の針が入りそうな血管が見当たらなかったため、ご家族に説明して持続皮下注射を開始することにしました。鼻からのチューブは必要なくなりましたので、すぐに抜きました。

ご家族と相談して、皮下注射は1日500㎖から開始しました。1週間経って300㎖へ減らし、数日後に200㎖へ、そして、持続皮下注射の開始から2週間で針は抜去しました。

ここにきてやっと、シズ江さんの身体は医療から解放されたのでした。

そこから10日間、天国への階段を一歩ずつ登っていく100歳のシズ江さんへ最後に贈られたのは、愛情と思いやりの〝ケア〟でした。高齢のご長男も、病床のお嫁さんも、率先してヘルパーさんの介護を手伝いました。慣れない手つきながら必死で介護するご家族に、ヘルパーさんたちは細かく丁寧に指導しました。冷やかしや冗談も飛び交い、寂しさの中にも笑いのある、人間同士の〝心と心の交流〟が生み出す至福のときだったそうです。

死亡確認を終えて挨拶を済ませた帰りの玄関先で、ご長男夫婦は私にこう仰いました。

「病院から救い出してくださって本当にありがとうございました。母も、私たちも、とても幸せな時間を過ごすことができました」

事前指示書

私は、自分自身の人生を尊厳を以て全うし、自然な形で人生の終焉を迎えることを切に願っております。従いまして、病院にて治療されるときには、以下に例示列挙いたしました項目を尊重していただきたく存じます。

お断りしたい医療的処置

1）心臓や呼吸が停止したときの蘇生処置
〈具体的措置〉
・心肺停止状態での心臓マッサージ
・電気的除細動
・気管内挿管
・人工呼吸器の装着
・用手加圧（アンビューバッグ）による換気人工呼吸
・強心剤や昇圧剤の投与など
・その他、心肺蘇生のための全ての手技、処置、投薬
2）回復が困難であると判断された場合の点滴や注射
3）食事が口から食べられなくなったときの経管栄養
4）輸血
5）苦痛を伴う検査や処置
6）透析
7）その他、自然の人生（生命）の終期を阻害する一連の医療処置

なお、苦痛を軽減する医療処置については、この限りではありません。

また、避けられない死が近いときには、できれば自宅で最期を迎えさせてください。

終末期の医療に関する希望を文書に

ヒデ雄さん、シズ江さんの看取りの後に、診療所内で話し合い、延命治療を希望しない患者さんやご家族のために事前指示書案を作成しました。前のページの表は、その内容の一部です。

施設における終末期医療

自宅における終末期医療について述べてきましたが、次は施設における終末期医療について考えてみます。

まず、100歳のお年寄りが自ら選んだ平穏な死で、施設の看取りの意識が変わったケースをお伝えします。

☆ユウイチロウさん（100歳　老衰）

今から20数年前のある日、当時私が配置医師として勤務していた「特養」に入所中だった100歳のユウイチロウさんが老衰で食事が摂れず動けなくなってきたことを心配して、息子さんからこんな相談を受けました。

「親父には、長年暮らしたこの特養で特別な治療はしないで自然な最期を迎えさせてやりたいのです。以前から本人も『病院には行きたくない、ここで静かに逝きたい』と話していました」

老衰の高齢者が救急搬送された病院で迎える死と、医療行為をせず自宅で自然に迎える死の両方を体験していた私は、本人や家族の希望を叶えてあげたいと思い、強く施設側に訴えました。ところが、介護職員は「死ぬ間際に病院を受診させないのは人間の尊厳に反する行為だ」などと理解できない理屈を並べて猛反発しました。

さんざん話し合った結果、最終的に施設の出した私に対する妥協案は「呼吸が停止したら10分以内に往診する」という、このうえなくナンセンスなものでした。その条件をのんだ私は、血圧が下がり出した頃から施設近くに待機することになりました。本人の希望を叶えてあげたいと、特養の常勤看護師さんもボランティアで施設に泊まり込んでくれました。

数日後の日曜日、多くのご家族に見守られてその患者さんは特養の自分の部屋で静かに息を引き取りました。

このように、その施設での初めての看取りには一苦労ありましたが、ユウイチロウさんの死は、その後の施設の職員の意識に変化をもたらしました。「○○さんの最期を施設で迎えさせてあげたいのです」そんな言葉が職員の口から発せられるようになったのです。

なぜそれまで施設では、積極的に看取りがされてこなかったのかといいますと、語弊を恐れずに言えば、施設の職員さんの看取り経験がなかったからです。〝人が死にゆくさま〟を見たことがなかった施設の職員さんたちの看取りへの恐怖が、119番をダイヤルさせていただけのことだったのです。

2006年に施設での看取りに対する報酬である「看取り介護加算」が認められるようになり、施設における生活の延長線上での看取りも増えてきました。施設職員の寄り添う心と丁寧なケアを受けながら、天寿の全うが可能になったのです。

☆ミヨさん（102歳　アルツハイマー型認知症・老衰）

ミヨさんは90代前半から認知症のために自宅での療養が困難となり、特養に入所していました。もともと話好きでお茶目なミヨさんは、誰からも愛される女性でした。99歳の夏のことです。猛暑の中でミヨさんの食事量は目立って減っていきました。徐々に衰弱が進み、やがて口から摂れるのは1日50グラム程度のゼリーのみとなりました。急いでご家族を交えての話し合いが持たれましたが、主治医の私がミヨさんの命を「もって2週間でしょう」と伝えると、娘さんはこう仰いました。

「秋には100歳になるのでそれまでは頑張ってほしいと思っていましたが、寿命ですから仕方ないですね。」

そしてさらに「痛みや苦しみをとる以外の治療は希望しません。施設での看取りをお願いします」と付け加えられました。

その後、ミヨさんに対して行なわれた施設での行為は、決して無理なケアでもなければ、遠目に見るだけの放置でもありませんでした。施設の職員は、目も開かなくなったミヨさんに声をかけ様子を見ながら、ゆっくりゆっくり一口ずつ水分やゼリーを提供し続けました。食べられる間は少しでも美味しいものを食べさせてあげたいとゼリーの味も工夫しました。

誰もがミヨさんの死を覚悟したのに、想定外のことが起きました。どうしたことか、2週間経ってもミヨさんの身体に何の変化も起きなかったのです。たくさん食べたときでもせいぜいゼリー100gで、水分もカロリーもほとんどゼロに等しい栄養なのに、血圧も脈拍も正常で、穏やかな顔のままで苦しむ様子もまったくありません。私の予想は見事に外れました。

しかし、凄かったのはその後です。少しずつですがゼリーや水分の量が増えていきました。週に一度訪れる私に、施設の職員さんが食事の量やレパートリーが増えていくことを毎回嬉しそうに報告してくれました。

私が余命宣告してから約3カ月後、施設でミヨさんの100歳の誕生日のお祝いが催されました。そこには、スプーンを使って自分で一食分の食事をペロリと平らげるミヨさんがいました。

100歳と101歳の夏も99歳のときと同じように乗り切ったミヨさんは、102

歳の春に本当の寿命を全うしました。その表情は「十分に生き切った」という満足感に満ちているようでした。

点滴でもなく、胃ろうのような人工的な栄養でもなく、ミヨさんの「いのち」を長らえさせたのは、心を込めた愛情ある〝ケア〟であったと私は感じています。

このように、その人にとって終の棲家となる施設において馴染みの関係者やご家族の関わりのなかでもたらされる〝延命〟は、病院におけるそれとは明らかに違うものです。

『「平穏死」のすすめ』（講談社　2010年）の著者である石飛幸三先生も、『大往生したけりゃ医療に関わるな』（幻冬舎　2012年）の著者で「自然死」を提唱した中村仁先生も特養に勤務する医師です。お二人とも、施設に入所している高齢者が老衰の終末期の域に入ったときに、胃ろうなどの積極的な延命治療を行なうよりも、自然に任せて枯れていくように寿命を全うすることのほうが、人としての尊厳は保たれるものだと述べておられます。

私自身、お二人の先生の講演会には何度も出かけ、先生方の人間性や医療者としての誠実な姿勢に感銘を受け、そのお考えに深く共感したものです。

しかし、ベストセラーとなったこれら二冊の本が、その全体の趣旨を正確にくみ取り切れていない人たちによって、便利に引用されてしまう場面に私はたびたび出くわすようになりました。

高齢者の終末期においては、延命治療などせずに(医療費を使わずに)自然に枯れるように死んでいくことが人間の尊厳を保つことである。この「平穏死」「自然死」の考え方は、高齢化に比例して予想外のスピードで高騰する医療費に頭を抱えていた国家にとっては、医療費抑制政策推進の助け舟となったのです。

そして、マスコミを使った延命治療に対するネガティブキャンペーンはあっという間に全国に広まり、「延命治療こそが医療の進歩の証である」「延命は文化である」と信じ込まされていた日本人の頭は、わずか十年の間で、「延命治療なんか受けたら不幸な死に方をするだけ」「延命は悪である」といった真逆の考え方に変えられてしまったように私は感じています。オセロゲームの白い石が、熟考する暇も与えられず一瞬で黒に置き換わってしまったようなものです。

「延命治療を受けるかどうか」は、本人の価値観や死生観によって決められるべきことであるのに、美辞麗句のプラカードを掲げた人たちが、言葉巧みに、自分たちにとって都合のいい経済誘導の部屋へと案内していく光景が、私にははっきりと見えてしまうのです。

延命治療と平穏死

在宅においても、延命治療を行なわず自然に任せることで「いのちの尊厳が守られた」と感じる最期を迎えられる場面に出会うことはたしかに少なくありません。ここでは、数年前に在宅での看取りをさせていただいたツトムさんの症状を紹介します。

☆ツトムさん（86歳　呼吸器系難病）

ツトムさんは大学病院に入院していましたが、病院での治療による改善が見込めないと診断され、在宅医療を受けることになりました。家に戻ってからは、それでもリハビリに励み、一時期は室内を歩けるほどになりました。

ツトムさんはハワイが大好きで、もう一度行きたいとおっしゃいますので、「来年はハワイに行きましょう」と、いつも私は話しかけました。

しかし、病の進行は思いのほか早く、やがてベッドから降りることすらできなくなり、ふたたび食事の量も減っていきました。そんなツトムさんに奥さんはこうお願いしました。

「お父さん、もう一度病院でしっかり治療してもらいましょうよ」

しかし、ツトムさんの中に「入院」という選択肢はありませんでした。

（そのとき私には、ツトムさんがまるで残された時間を静かに受け入れているように見えました）

少しでも長く生きていてほしいと願う奥さんが「自宅で点滴してもらいましょう」とか、「鼻に付ける簡単な人工呼吸器があるらしいから先生に相談してみましょうか」などと提案しても、「お前たちは何もわかっていない」「もういいんだ。無駄なことはするな」とくり返していました。

ツトムさんはとてもダンディな方で、ご家族がおっしゃるには、自分を厳しく律する人だったそうです。私も、延命の治療をしてまで生き続けたいと思ってはいないだろうということは、ツトムさんの表情や雰囲気からも読み取ることができました。

血圧が下がり、意識も朦朧とするようになった数日後、ツトムさんは静かに天国へと召されました。退院から半年経った金曜日の午後でした。死亡の確認のために伺った私に、寝ずに付き添っていたという娘さんがスマートフォンを差し出してこう仰いました。

「先生、この写真を見てください。夕べ真夜中に、眠ったまま自分で酸素を外しちゃったんで私慌てたんですけど、よく見ると苦しそうな様子はまったくなくて、何か夢を見てるのか、嬉しそうな顔で誰かに手を振ったり、何度も嬉しそうに笑ったりするんです。

厳しい父でしたから、こんな父の笑顔はこれまで一度も見たことありませんでした」

そこには確かに、満面の笑みのツトムさんが写っていました。そして娘さんはこう付け加えました。

「最初は在宅で看られるかとても心配でしたし、お父さんが家族に気を使って在宅は嫌がるんじゃないかとも思っていました。最後まで入院や治療を拒否したことも最初は『どうして』と思ったのですが、お父さんの思い通りにしてあげられて本当に良かったです。最後にこんな笑顔を残してくれた父に感謝しています」とお話しされました。

人は、死に場所にかかわらず、また老衰であってとしても病気であったとしても、自然な死の過程の中でいよいよ最期が近づいてくると、脳の細胞からドーパミン、セロトニン、オキシトシンといった「脳内麻薬」や「幸せホルモン」などと呼ばれる物質が分泌され、自らの力で不安や苦痛を和らげることができると考えられています。そういう意味からも、生命の終末期に辿り着いた人を安らかな眠りにいざなうのは、最終的には医療ではないと私は感じています。

死の直前に目が開かず声が出なくなったとしても、皮膚感覚や聴力などは最後まで残ることが生理学的研究でわかっています。たとえば、感謝と愛情をもって、手を握ったり、身体をさすったり、声をかけたりしてあげることが、本人にとってはとても幸せなことなのだろうと思います。ですから、生命の終末期において大切なのは、安らかに眠りにつくまで身体的な介護や声掛けを続けるケアです。それゆえ、この時期における「死」の瞬間を多少延ばすためだけに行なう延命治療は、往々にして患者を苦しめ、患者やご家族から大切な時間を奪ってしまう可能性があることを私たちは知っておく必要があります。

ツトムさんは、望まない延命治療を避けたことによってご家族と十分に愛情の交換ができました。

在宅医療の現場で患者さんと接していますと、ツトムさんのように、本人が自分の死期を悟り、人生の終幕を下ろされたと感じることは少なくありません。

闘い抜く姿勢にも医療は寄り添うべき

最近のアンケートでは、現代の日本人の9割近くが「治癒の見込めない病気になった場合、延命治療は望まない」と答える場合が多いようです。しかし逆から見れば、1割の人は「延命治療を希望する」のです。価値観や死生観は人それぞれであり、多数決で決めるものではありません。

最後の最後まで病に立ち向かったカオルさんとユタカさんをご紹介します。

☆カオルさん（84歳男性　前立腺ガン・全身転移）

「胃ろうをつくってください」

2020年の夏のこと、在宅医療に切り替えて半年頃になっていたカオルさんからの依頼です。このときには病院から宣告されていた余命はとっくに超えていました。

数年にわたるガンとの戦いのなかで、大学病院の医師からは病状の説明を受け、死の宣告も受けていたカオルさん自身が、自分の命がそう長くないことをいちばんよくわかっていました。

脱水でグッタリしたときに自宅で点滴を行なうと一時的には元気になるのですが、時間の経過とともに食欲は低下していき、大柄だったカオルさんの身体は徐々にやせ細っていきました。


常に前向きだったカオルさんは、「84歳の誕生日まで生きる」という目標が叶ったあとは、「野川公園を散歩する」という新たな目標を立てて、必死にリハビリを続けました。

目前にそびえ立つ〝死〟という壁を自覚しながらも、ただそのときを待つのでも、恐れるのでもなく、〝一日一日を精一杯生きる〟というライフスタイルを貫き通しておられました。その姿勢に、私はいつも頭が下がりました。

そんなカオルさんがいよいよ食事が喉を通らなくなったとき、私は胃ろうという選択肢を提示しました。カオルさんの生きる姿勢を見て、その必要性があると感じたからです。カオルさんは目を輝かせてうなずき、奥様も三人の息子さんたちも皆、胃ろう造設に賛成しました。

一方で、

「どうして、末期ガンで死が近い人に胃ろうなんかつくるのですか？」

と胃ろう造設に疑問を投げかけたのは、何を隠そう、普段カオルさんに医療や介護を提供していた専門職の人たちでした。とくに病院の医師は「意味がない」と決めつけてしまうため、胃ろうの手術を請け負ってくれる病院を見つけるのには苦労しました。

無事に胃ろうがつくられると、栄養と水分が十分に摂れるようになり、「これからまた元気になっていく気がします」と話すカオルさんの瞳には以前の〝いのちの力〟が戻っていました。

「胃ろうをつくって本当によかった！」

カオルさんも奥様も、口をそろえて何度もそう仰いました。

胃ろうの造設からちょうど一カ月たった夜のことです。ベッドに腰かけてテレビを見ていたカオルさんが急にしゃべらなくなり、奥さんが大声で呼んでも、強く揺すり続けても、その目が開くことは二度とありませんでした。まさに大往生でした。

先述したように、不必要な延命は患者さんにとって苦痛を与えるだけで、枯れるように亡くなるのが理想的であるという考え方があります。しかし、こうした考え方に傾きすぎた人が、「胃ろうは悪」という固定観念をやみくもに振り回し、患者さん本人が選択する余地まで奪ってしまうようなことがあってはなりません。

人生でもっとも大切なことは、生きている時間が長いか短いかではなく、その時間を希望を捨てずに生き抜くことです。そのことをカオルさんは教えてくれたのだと私は感じています。

☆ユタカさん（80代　前立腺ガン）

ユタカさんは前立腺ガンが骨と肺に転移していましたが、これ以上の治療は無意味だと医師から最終宣告を受けても、〝生き抜く〟ことにこだわり、「最後まで諦めず病気と闘う」という決心が揺らぐことはありませんでした。

勉強熱心だったユタカさんは、ガンの免疫療法のことを知り、その治療に望みをかけました。

「免疫細胞治療」は、体内に発生したガン細胞を死滅させる力を持つ免疫細胞を、ガン患者さん自身の血液から採取し、体外で増殖・強化してから再び体内に戻すことで、ガンを攻撃しようというものです。当時は、かなり新しい治療法でしたし、医療保険が効かない自由診療なので高額でした。

しかし、この治療に対して、病院の主治医は聞く耳を持たなかったそうです。ユタカさんは退院して、地域の在宅医師の訪問診療を受け始めましたが、最初の在宅医師は、免疫療法には非協力的だったのですぐに在宅医を変えました。

次の医師からは、「あなたみたいな人が長生きしようというのは間違っている。医療費の無駄遣いだ。日本を潰す気か！」そう、あからさまに言われたそうで、後日私にそのことを涙をこぼしながら話してくれました。私は3人目の在宅主治医でした。往診初日に、ユタカさん本人から希望と意思を確認しました。

この治療を在宅で行なう場合には、在宅の主治医と免疫細胞を培養する専門医療機関との連携が必要です。私自身、患者さんにこの治療を行なうことが初めてでしたので、早速都心にある免疫療法専門のクリニックまで出向いて、担当の先生から諸々の説明を受けました。その医師は、過去の経験から考えて、ユタカさんにも効果が認められる可能性はあるでしょう、とコメントしてくれました。

こうしてようやく準備が整い、自宅での免疫細胞治療が開始されました。約3カ月かけて1クール6回の治療が終わると体調は少し良くなり、血液データの改善も認められました。しかし喜びも束の間、ガンが再び勢いを増したため、ユタカさんはベッドの上でほとんど動けなくなりました。

免疫療法は自分の細胞を用いて行なう治療で、基本的に副作用は少ないとされているのですが、満身創痍のユタカさんに2クール目を行なうことは、本人の身体への負担が心配でしたし、ガンが進行すればするほど効果は見込めなくなるというので、専門のクリニックからも2クール目の治療は中止するようにすすめられました。

息子さんは「父さん、これまで散々つらい治療を頑張ってきたんだから、もういいじゃないか。これからは家族といっしょにのんびりといい時間を過ごそうよ。もうこれ以上自分を苦しめないでくれ」と懇願しましたが、ユタカさんは、目を閉じたまま何も言わず、首を横に振りました。しばらくして、私に振り返った息子さんの顔には、何か吹っ切れたような表情が見てとれました。

家族としては、残された時間をゆっくり有意義に過ごしてほしかったけれど、ユタカさんは昔から負けることが大嫌いなので、どうせ死ぬなら、本人が納得できるように最後まで治療を受けさせたい。治療費だって自分が一生懸命働いて貯めたお金なのだから。

こう涙ながらに私に話してくれました。近くでは医学生のお孫さんもその話を聞いていました。

ご家族の意見を確認した私は、ユタカさんの部屋に戻り、ベッドの脇にしゃがんで、寝ているのか起きているのかわからないような彼の耳元に口を近づけて「治療を続けましょう。ご家族もみんなそうしてほしいそうです」と言いました。

すると次の瞬間、ユタカさんは突然大きく目を見開き、動かそうともしなくなっていた右のこぶしを突き上げて力強くガッツポーズをして見せたのです。その姿は言葉に言い尽くせないほど感動的でした。とっさにその手を握り締めた私は、思わずこう叫びました。

「いっしょに頑張りましょう‼」

肉体が朽ちてゆくその過程においても、彼の闘う魂や情熱はなおもメラメラと燃え続けていたのです。

私たちは2クールめの治療の準備にとりかかりました。おそらく1％にも遠く及ばないだろう奇跡に、みんなが賭けたのです。何はともあれ、できるかぎり体力を戻さなくてはなりません。二度と病院には行きたくないという本人の希望に従って、全ての治療は引き続きご自宅で行なうことになりました。

高カロリーの点滴を行なう中心静脈栄養法を開始し、重症の貧血に対してはクリニックの看護師がご自宅に張りついて2日間にわたって輸血も行ないました。臀部の褥瘡に対しても、ちょっとした手術を何度かご自宅で行ないました。

酸素マスクと、点滴と尿管につながれていますから、ユタカさんは寝返りを打つことも、食べることとも、喋ることとすらできない状態でした。それでも、ユタカさんの目の奥には最後まで光がありました。なぜなら治療の全てが彼の希望だったからです。

どうにか2クールめの治療をやり切ることができました。しかし治療の甲斐なく、約2週間後、ユタカさんは昏睡状態に陥り、そしてゆっくりと穏やかに、自らが選択した闘いに自ら幕を下ろされたのでした。

最後の呼吸を見届けたご家族の顔はみな、なぜか晴れやかでした。その瞬間に立ち会わさせていただいた私たち医療スタッフも、清々しい空気の中で見事な存在感を放つ「荘厳なる死」に出逢い、ただただ立ちすくむばかりでした。

息子さんは、私たちスタッフに向かってこう仰いました。

「延命治療はしないほうがいいと多くの人から言われましたが、親父に治療を受けさせて本当によかったですし、本人もきっと満足していると思います。来年医者になる息子も、何かを感じたはずです」

祖父の亡骸をじっと見つめる医者の卵であるその青年は、いのちとは何なのか、死ぬとはどういうことか、そして医療はどうあるべきか、感じ取ってくれたに違いありません。ユタカさんの生き様・死に様は、この世に残された私たちに、目に見えない大いなる「財産」と「生きる糧」を残してくれたのです。

ユタカさんの延命治療には、ユタカさんの意思があり、ご家族や私たち医療スタッフはそれに最期まで応えようとしました。「どんな状況でも諦めない、生きるんだ！」と、持てるエネルギーの全てを費やし、奇跡を信じて病に立ち向かう姿勢がはっきりしている人に対しては、延命治療はその気持ちを後押しする有意義なものにもなり得ます。

生命の終末期で大切なことは、その人が自分の最期をどう迎え、どう終わらせたいのかに中心軸を合わせることだと考えます。

たとえその時期の延命治療が、どんなに無駄な行為のように思えても、〝本人にとって〝本当に必要な行為なのかを見極めることが大切になります。終末期だからこそ、その人の人生や生き方や想いを医療の視点で遮ってはいけないのです。いつか終末期を迎える皆さんも、自分にとって譲れないものが何であるのかを考えておくことが大切だと思います。

〝延命こそ至上である〟とする時代と〝延命は無意味である〟とする時代の両方にまたがって医療と福祉の現場を見てきた私は、いのちに向き合う医療がなぜこれだけ短期間で真反対に変わり得たのか、どうして医療に一貫性がないのか、それが不思議でなりませんでした。遥か昔から、時代が移り変わっても決して変化しないのが『命の価値』であると信じていたからです。そしてもっと不思議だったのは、この医療の変わりように日本人のほとんどが無関心であるということでした。

現代社会においては、「延命＝無駄な長生き」「高齢者への医療＝医療費の無駄遣い」といったような単純な方程式を信じる人が「延命治療を受けながら生きることは、無駄に生かされているだけである」という解答をつくり出し、それを大義名分に、医療を必要とする人が医療から放り出されるという現象が起きていることも、私たちは知っておく必要があります。

神経難病『ALS』の延命治療について

ALS（筋萎縮性側索硬化症）は、神経の中で運動神経だけが壊れていく進行性の病気です。現代の医療では治すことができないため、一般的に発症から3〜5年で全身の筋力がほとんど失われ、全身が動かなくなります。自分の力では、食べることも、呼吸することもできなくなるわけですから、延命治療（胃ろうなどからの栄養投与や、気管切開による呼吸器装着）を行なわなければ、遠くない将来に「死」が確実に待ち受けています。

私はもともと神経内科が専門でしたから、病院でも在宅でも多くのＡＬＳの患者さんを診てきました。

患者さんのもっとも大きな苦しみは、延命治療するかどうかの選択を早い段階で行なわなければならないことです。誰にとっても「死」は恐怖であり、簡単に受け入れられるものではありませんし、また、「できるだけ家族と一緒に生きていきたい」と願うのは当然のことだと思います。

しかし、延命治療を受けながら「生きる」ことは、ご家族に介護負担が重くのしかかることでもあります。多くのＡＬＳ患者さんは、「生きたい」という気持ちと、「家族に迷惑を掛けたくない」という思いの中で葛藤することになるのです。

では、延命治療を選択した場合、その先の人生はどうなるのでしょうか。

ＡＬＳという病気は、運動神経のみの麻痺ですから、意識や知能、視覚・聴覚・触覚・味覚・嗅覚といった五感は最後まで保たれます。すなわち、はっきりと覚醒した状態で、見ることも聞くことも感じることもできるのに、身体は動かず、痒い所を掻くことも、痛い所をさすることもできず、食事を楽しむことや他人と会話することも不可能となり、やがて感情を表現することすら難しくなっていきます。究極の拷問と表現しても言いすぎではないかもしれません。

その状況で〝生きる意味〟や〝自分の存在価値〟を見出すことが、本人にとって如何に困難であるかは想像に難くありません。

ここで、延命治療を選択したＡＬＳ患者さんを通して『人間の尊厳』について考えてみようと思います。

☆マサユキさん（59歳　ＡＬＳ）

40代にＡＬＳに罹患して、人工呼吸器を付けるかどうかを迷っていたマサユキさん。病状が急変して救急車で運ばれたとき、病院の医師から呼吸器をつけなければ命の保証はできないと言われたご家族は、救命と延命の治療を選択しました。人工呼吸器をつけて自宅に戻られたあと、私はマサユキさんの在宅主治医となりました。

やがてマサユキさんは、意識や聴覚は保たれているにもかかわらず、手足はまったく動かず、目も開かず、口もきけない「閉じ込め症候群」の状態となり、人工呼吸器、胃ろう、尿道カテーテルなどが装着されたまま、その後も自宅での長い療養生活が続きました。私は10年近く、在宅の主治医を務めさせていただきました。

延命治療を選択したことを後悔していないという奥様は、あるときご主人の存在を「ある」と「いる」の違いを用いてこう表現されました。

「遺影が仏壇に『在る』のと、夫として父として生きて自宅に『居る』のではまったく違うのです」

マサユキさんの奥さんとふたりの息子さんは、ベッドの上でピクリとも動かない夫に、父に、毎日の出来事を報告し続けました。身体をさすり、温もりを伝え合い、感謝を伝え続けました。マサユキさんとご家族とのコミュニケーションは、決して一方通行ではありませんでした。

家族にとって「かけがえのない存在」であること、それが彼の〝尊厳〟なのだ。私はそう感じていました。

自由とは魂が呼吸をする権利です。マサユキさんは、自分の肉体で呼吸することはできなくなっていましたが、魂は呼吸し続けていました。

肺炎をきっかけに多臓器不全となり、病気の発症からお世話になった病院のスタッフの人たちとご家族全員に囲まれて、病院のベッドでマサユキさんはその生涯を閉じました。59歳でした。

「とてもいい最期でした」

奥様は、後日私にそう報告してくださいました。

〝いのちの尊厳〟を見失ったまま発展してきた医療

戦後、専門化・細分化され、目を見張るほどの発展を遂げたわが国の医療は、多くの病気を克服し患者の命を救い、敗戦国の日本を世界トップクラスの長寿国へと一気に押し上げていきました。こうした医療の歴史のなかで、わが国では「延命治療」が当たり前の時代がありました。

しかし、その陰で、「延命治療」本来の意味が見失われていきました。「延命治療」を考えるときに、私たちが最優先に考えなくてはいけないのは、医療者や親族が患者さんの命を長らえさせることが、もしかしたら「いのちを軽視する」ことにつながるのではないかという視点です。無理な延命は、本人が望まないであろう人生を強いることになるかもしれませんし、たとえ短くとも豊かに生きる可能性を断つことになるかもしれないからです。

超高齢社会となった現在の日本では、高齢者に対する延命の是非という新たな問題が生み出されています。時代が進み、一人ひとりの価値観や人生観、死生観も多様化し、その人の見方や考え方、あるいは立場や経験値によって延命の意味もますます多様に変化していくなか、日本の医療そのものも以前とは違うステージに移行していることを自覚しなくてはなりません。

自分に置き換えて考えてみてください。仮にあなたの生命が危ぶまれる状態となり、救急車で病院へ運ばれた場合、医師はまず、あなたの命を救う〝救命〟を最優先に考えるでしょう。患者を死なせないための治療、たとえば、心臓が止まりそうならＡＥＤや心臓マッサージが、呼吸をしていなければ人工呼吸が行なわれます。命が助かり、その後の治療によって病気がすっかり良くなって、元気で自宅に帰れたなら、医療の恩恵を受けられたことをあなたもあなたのご家族もきっと感謝するに違いありません。担当医もあなたが元気になったことを心から嬉しく思うでしょう。

それでは、あなたが高齢者で一命はとりとめたものの臓器のどこかに回復の見込めない不具合が残り、この先、生命を維持するためには医療の助けが必要となった場合を考えてみましょう。

この状況で行なわれる人工呼吸器や点滴、胃ろうや経鼻経管栄養などの人工栄養は〝病院における延命治療〟ということになります。

想像してみてください。このような延命治療を選択したあなたは、口から食べることも、しゃべることも、手足を動かすことすらできなくなります。もはや自由に生きることも、死を選択することもできないのです。やがて長期療養できる病院に移されたあなたは、起床や就寝の時間など、生活のすべてが管理下に置かれ、1日のほとんどをベッドの上で天井を見つめて過ごします。毎日決められた通りの栄養が与えられ、同じ医療行為が延々と続けられることになります。

多忙な病院の医師や看護師は、時間内に効率よく患者さんたちへの「業務」をこなす必要があります。ですから、あなたとゆっくり話すこともなければ、あなたの苦しみを共感するだけの余裕もないかもしれません。

そのような時間の推移のなかで生きる希望や気力が失われていくとき、人間の生命力は削がれていくものです。抵抗力を失った肉体は合併症に負けてしまい、今度こそ人生の終焉があなたを待ち受けることになります。少し怖い話になってしまいましたが、医療による延命治療を受けるあなたに起こることは、だいたいこのようなことになるでしょう。

病院の医師が「延命治療はやめたほうがいいですよ」と言うとき、病院以外を知らない医師がイメージしているのは、このような状況です。しかも一度延命治療を始めたら、病院でその治療を中止することはまずありません。なぜなら、中止することは場合によっては法的に殺人罪に問われるからです。

また、病院の医師はそもそも在宅医療をあまり知らないので自宅へ退院させることなど初めから選択肢として頭に浮かびません。一度延命治療を施された患者は、死ぬまで病院で延命治療を受け続けるのが当たり前だと理解しています。

このような医師は、「退院できる状態ではない」と判断し〝生かさず殺さず〟の治療を続けるだけで自宅に帰そうとはしません。私はそうしたケースをたくさん見てきました。

そもそも延命治療を行なう側である医師ですら「延命」という言葉が持つ意味の広

さや深さをとらえきれておらず、命の本質をどこかに置き忘れたまま延命治療の言葉だけが独り歩きしていることが少なくないのが現代医療の姿です。終末期医療と延命治療を考えるとき、最大かつ根本的問題はここにあると私は考えています。

在宅では、患者さんの病状が回復するかしないかの「見極め」や「吟味」が病院の医師によってきちんとなされなかったために混乱が生じていることがあります。

具体的に言いますと、患者さんの病状が現時点から回復する可能性があることを医師が見出さずに、〝たとえ治療を行なっても回復不可能な「生命の末期」である〟とみなしたり、〝生きるためには延命治療が不可欠であるが、それはもはや無意味である〟と一方的に判断してしまうのです。

とくに高齢者や認知症患者に対する治療の場面で、こうした混乱が大きくなっていると実感しています。

一見終末期と思えたとしても、本当に回復する力を失ってしまっている状態なのか、それとも治療によって命を蘇らせる力が残っている状態なのかを見極めることは、実は専門家である医師でさえ容易なことでないことは確かです。

なぜならその判断基準は「年齢」といった単純なものではなく、たとえば、病気の種類や経過、現在の病状、合併症、もともとの体力や生命力、さらには本人の生きる意欲など、個人差が大きく、当然マニュアルなどはないからです。そもそも正解などないのです。

ですから、ここで求められるのは〝正確な判断〟ではなく、〝考え抜いた末の判断〟なのです。しかし、昨今「高齢だから」「寝たきりだから」「認知症だから」といったような安易な基準を盾に医師が考えることを怠るようになったのはなぜでしょう。科学的根拠と効率性・経済性を求められて来た医療が〝いのちの尊厳〟の在り処を見失ったまま患者を置き去りに発展したからではないかと私は考えています。

在宅医師として長年働いていますと、延命のための治療が命を縮め、逆に延命治療の中止によって豊かな命が復活するという事実に直面することがよくあります。そのたびに、「命を支えるエネルギーは医療によってもたらされるだけではない」と、私は確信するのです。

「延命」という言葉の曖昧さは、このような場面でとくに浮き彫りになります。

延命治療を行なうか否かの決定は、場合によっては本人と家族の人生そのものを左右するほど重要なものになります。しかし、そうした瞬間は一生のうちにそう何度もあるわけではないので、いざというときに戸惑うのは当然と言えば当然のことです。ですから、そうしたときに医師の考え方や言葉によって簡単にコントロールされないためには、確かな知識や信念を、はじめから持っていなくてはならないのです。

「尊厳ある生」のその先に「尊厳ある死」は存在する

もしもあなたが、回復の見込めない病気を患っても、多くの管に繋がれて生きることになったとしても、あるいは認知症で寝たきりになって100歳を迎えたとしても、人間としての尊厳を失うことは決してありません。すなわち、人がこの世に生を受け、人生の荒波を乗り越え、やがて老いて肉体が朽ち果てるまで、さらに死後においても、その尊厳が消え失せることはないと私は考えています。

なぜなら、尊厳とは肉体ではなく、人が内面に持つ「心」や「魂」といった精神性の中にこそ宿っているものと感じるからです。

医療者が、目に見える肉体的な残存機能からその人の価値をジャッジして、それを唯一の判断基準として終末期を判定したり、延命治療の是非を論じたりすること自体がそもそも間違いだと考えます。

どのような状態になったとしても、人間の「いのちの重さ」が変わることはなく、「無駄な命」など初めからこの世にひとつも存在しないということを、社会全体の意識としてもう一度取り戻さなくてはならない時代に私たちは生きているのです。

「いのち」とは、この世に生まれいずる者にとって唯一無二のものであり、そのいのちの一つひとつはそれぞれ独自の輝き方を有するのです。この、何ものにも変え難いかけがえのないいのちの深さや尊さに対して畏敬の念を抱かずして、「延命治療とはこのようなものだ」と決めつけ、〝死に方〟の正解を示すことなど誰もできません。また、人にそれを押し付けることも誰もできません。「どう生きるか」と同様に「どう死ぬか」は基本的に本人が決めることであり、他の誰かに決められるものではないのです。

「正解がないこと」が正解

もう10年近く前になりますが、鳥取市の在宅ホスピス「野の花診療所」の徳永進先生の著書『こんなときどうする？』（岩波書店　２０１０年）の中で、作家で医師である「なだいなだ」さんの〝必ずしもそうとは言えないという哲学〟という考え方に出会いました。私なりにアレンジを加えたものですが、ご紹介させていただきます。

【必ずしもそうとは言えないという哲学】

Q）胃ろうはつくったほうがいい？
A）必ずしもそうとは言えない
Q）胃ろうはつくらないほうがいい？
A）必ずしもそうとは言えない
Q）延命はしないほうがいい？
A）必ずしもそうとは言えない

Q）延命したほうがいい？
A）必ずしもそうとは言えない
Q）死ぬなら自宅がいい？
A）必ずしもそうとは言えない

当時延命治療のあり方に迷いを感じていた私にとっては、「正解がないこと」が正解という考え方は、とても大きな救いとなりました。

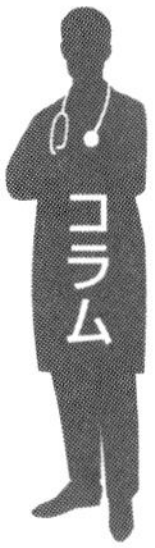

〈満身創痍の在宅専門医〉
見えない牢屋に常に閉じ込められている感覚になることも

私が在宅医療に飛び込んだのは、介護保険制度が施行される7年前で、当時は在宅医療を知る人は今よりもっと少なく、患者さんは病院に入院しているときと同様、ナースコールのボタンを押すように電話一本で、呼べば医者はすぐに飛んでくるものだと考えていたようです。たとえば、緊急往診の依頼に「これから急いでご自宅に向かいますが、20分くらいかかりますので、待っていて

と伝えたところ、患者さんの夫に

「ふざけるな！　今、ここで妻は苦しがっているんだ。20分も待てるか！」

とガチャンと思い切り電話を切られてしまったのです。それでも急いで駆け付け、遅くなったことを詫びて診療を行ないました。

呼ばれたらすぐに往診に駆けつけなければならないという強迫観念にかられていた当時の私は、電車で20分の新宿にさえ出かけられなくなりました。

自分が希望した在宅医療の道に運良く順調に進めたことを喜ぶべきでしたが、あっという間に私は、24時間365日という、見えない牢獄に常に閉じ込められて、自由を奪われた感覚に陥ることになったのです。在宅医療を行なう医療機関が持たなくてはならないもっとも重要な要件は、いつでも連絡を受けて必要なときには往診する体制です。

この24時間365日の拘束は、意識する、しないにかかわらず、在宅医療を担う医師のストレスのひとつであることには間違いなく、在宅医が増えない最大の理由にもなっているのです。

2章

〝いのち〟の真の姿を見落としていないか？

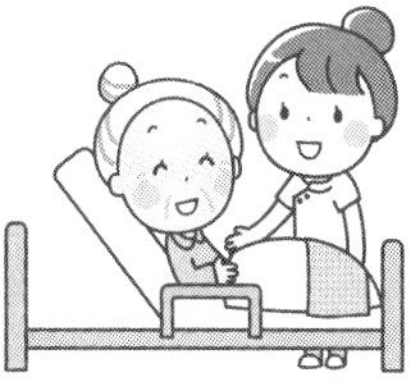

「人間の一生で臨終ほど荘厳なものはない、よく見ておけ！」

これは、山本周五郎著『赤ひげ診療譚』（新潮社）の中で、主人公である小石川養生所の医長〝赤ひげ〟こと新出去定《にいできょじょう》が、見習い医師の安元登に言い放った言葉です。

私はこれまで、700名を超える在宅での看取りを経験してきました。病院での死亡確認を合わせれば、驚くほど大勢の方を看取ってきたことになります。しかし、だからといって私自身、「人はどこでどのように死ぬことが本当に幸せなのか？」という問いに対して、明確な正解を持ち合わせているわけではありません。

ただ、在宅での看取りのなかで何度も触れてきた、「臨終の荘厳さ」がいざなう〝こたえ〟が私の中にはあります。

忘れがちになるものですが、我々すべての人間は、一歩一歩「死」に向かって日々を生きています。死なない人間など存在しないのです。

そこで2章では、人が「生きる」こと、そして「死ぬ」ことがどのようなことであるのかを、その根底にある〝いのち〟の本質を見据えながら考えてみたいと思います。

生活の中にあった祖父の死

自らの〝死〟をもって私に初めて「いのち」を体験させてくれたのは祖父でした。

「じいちゃんが死んでるのよ。お尻から血を流して……」

母の声で目が覚めました。私が小学1年生の夏休みも終わる頃（1969年夏）のことです。それは、とても穏やかな死に顔でした。ベッドから畳に敷かれた布団に移されて、白い布が被されました。

祖父東郷健一郎は、農家の長男として明治19年に鹿児島県で生まれました。弟たちの学費を稼ぐためにアメリカに出稼ぎにも行った苦労人だったといいます。しかし、私には脳卒中を患って寝たきりになっていた姿しか記憶にありません。

幼い私が祖父と話した内容など何一つ覚えてはいませんが、

「オーイ、オーイ、せいじー！」

と、ベッドからいつも聞こえていた声は、今でも私の耳にしっかり残っています。呼ばれて行くと、私を見ていつも嬉しそうな顔をしました。寝返りもままならない祖父の懐に潜り込んで、白黒テレビでウルトラマンを見ていたことを覚えています。

祖父の突然の死によって、家の中は慌ただしい空気に包まれました。そのとき、3歳年上の兄が玄関から道路に向かって走り出しました。私も慌てて靴を履き、兄の後を追って走りながら、小さくなっていく背中に向かって叫びました。

「にいちゃーん、どけいっとぉー？（どこいくの？）」

兄は振り向きざまに
「みんなに知らせにじゃー！」

と走っていきます。

見えなくなっていく兄の姿を追って、私も走り出していました。心細くなりながらも無我夢中で走り、駆け込んだのは親友のケンちゃんの家。そして叫びました。

「ケンちゃーん！　じいちゃんが死んだ！」

すぐに自宅まで、ケンちゃんとふたりで走って帰りました。

私の実家は鹿児島の田舎にあり、戦争で焼け残った古い家です。しばらくすると、近所の人で庭が溢れかえり、葬式の準備や食事の支度でにぎやかになっていきました。

「お祭りみたいだ……」

初めて家族の死を目の当たりにして、幼い私はそう感じていました。

今振り返っても、あれほど私を可愛がってくれた祖父が死んだその日は、私にとって不思議に悲しい日ではなかったのです。

わずか50年前の日本では、生きることも、老いていくことも、そして「死」も地域社会のなかで当たり前に起きていました。人の死は、生活の中のひとコマに過ぎませんでした。ところがいつの間にか、そんな死が生活の中から隔離されていったように思います。

祖母が死の直前に伝えてくれたこと

私は自他共に認めるおばあちゃん子でした。酪農と田畑農業で朝から晩まで毎日働き詰めだった両親に代わり、幼い私たち3人兄弟の面倒を見てくれた祖母のウメは、私が中学から高校にかけて脳卒中で3回倒れました。一般の病院にはCTスキャンが普及していなかった時代です。

３回目の発作で完全に寝たきりとなり生活全般に介護が必要となってしまいましたが、言うまでもなく介護保険をはじめ公的なサービスは何も受けられない時代でしたから、長男の嫁である私の母と、娘３人（私の伯母たち）の４人体制で介護を行ない、一度も入院することなく自宅で療養しました。今の時代では信じられないことです。

祖母は糖尿病を患っていましたが、寝たきりになってからは家族みんなで話し合い、「今さら食事療法もないでしょう」と、大好きな甘い和菓子も制限なく食べてもらいました。しばしば、せん妄という軽い意識障害を起こし大声でわめき続けることがありましたが、私たち家族にとってはそれも生活の一部だったように思います。

やがて食事の量は徐々に減っていき、幼いころにとても大きく見えていた祖母は風船がしぼむように縮んでいきました。

学生だった私は介護を直接行なうことはありませんでしたが、ちょくちょく祖母の部屋を訪れては、

「ばあちゃん、何かしてほしかこたなかかな（何かしてほしいことはないかい）？」

と尋ねました。

「何もなかよ（何にもないよ）」

祖母はいつも笑って首を横に振るのでした。

死にゆく祖母が、私に大きな財産を残してくれたひとつの出来事があります。

ある日のこと、介護していた伯母がこう言ったのです。

「最近おばあちゃん、食事しなくなくなったのよね。何にも美味しくないって」

このとき何を血迷ったのか、カップラーメンのお湯もろくに沸かしたことがないような私が突如口走ったのでした。

「ばあちゃんにご飯をつくる」

そして、人参やジャガイモの皮むき、刻み、煮込みなど、一連の料理の手順を母に手取り足取り教えてもらいながら、祖母の大好物であるカレーライスをやっとこさこしらえました。皿に盛り付けて

「ばあちゃん、生まれて初めてつくった料理だから美味しいかわからんけど、食べてみて」

祖母の枕元で、そう声をかけました。

その後私は、ハラハラしながら居間で待っていました。

しばらくして、食事の介助をした伯母は、空っぽになった皿を手にこう叫びました。

「『ばあちゃんのために清児ちゃんがつくったんだよ』って言ったら、あっという間にひと皿全部食べたの、びっくりしたよ！」

私が部屋を訪れたときには、祖母はもう眠っていました。

数日後には昏睡状態となり、そして祖母は静かに旅立ちました。84歳でした。

カレーライスの感想を祖母から聞く機会はありませんでしたが、祖母の声なき言葉は私の胸にしっかりと届いていていました。

「清児、本当にありがとう。ばあちゃんはお前のことが大好きだよ！」

『生命』と『いのち』

〝生きる〟とは、「人や動物が『生命』を保ち活動できる状態にあること」と定義され、一般的には、心臓が動いて呼吸ができるといった肉体的な活動が維持できている状態をいいます。しかし本来、〝生きる〟という意味の中には、生物学を超えた多様で奥深い精神性をもった哲学的ともいえる概念が含まれていることを、私は長年の在宅医療の現場で理解できるようになりました。

客観的に語られる『生命』には限界がありますが、「いのち」には主観的な要素と、そして、その人の無限の存在や価値が含まれていると私は感じています。

言うまでもなく、「いのち」そのものは目に見えないものではありますが、そこには古今東西変わらない次のような特徴があると思います。

【いのちの特徴】
〈その1〉本人自身が所有するものであり、周囲が管理したりコントロールできるものではない
〈その2〉全ての人の間において平等であり、優劣はない
〈その3〉「生」から「死」の過程において終始一貫した価値を保つ

死と向き合う中で〝幸せな死〟が存在することを知る

私たちは普段、「死」というものについて、観念的な理解を抱いていると思います。

しかし、自分自身は死んだことがないわけですから、人が死にゆくときに身体や精神

がどのように変化していくのか、とか、死の瞬間に自分にどんな変化が起きるのか、さらに死んだあとはどうなるのかなど、そういったことはわかりません。死んだ本人に聞くことができればわかるかもしれませんが、そんな術はありません。

私たちが死について少しでも知る機会があるとするならば、それは死に向かう人の姿に触れる体験のなかにしかないでしょう。

ところが、今や人の死は病院の中の出来事となり、日常から切り取られて見えなくなっています。つまり、死を意識せずに日々を送れるようになっているのです。事実、今の日本では8割ぐらいの人が病院の中で亡くなっています。

私は勤務医や在宅医として、病院でも、患者さんの住み慣れた日常生活のなかでも、患者さんの「終末期」や「死」に遭遇してきました。家族として身内の死を経験したこともあります。

そのなかで、「死」に〝幸せ〟を感じる瞬間に遭遇することがあります。

たとえば、自分の死を受け入れ、愛する者たちから去っていこうとしている人がいるとします。その人に寄り添ってきた人は、悲しみのなかでも愛をもって見送ろうとします。するとそのときに、見送る人と見送られる人のお互いの心が共鳴し交流し合い、内面にとても大切なもの、いわゆる〝幸福感〟のようなものが生まれるという不思議な現象が起こります。

その温かな空間が、「死」が悲しみだけではないことを、そして、本当に「看取る」とはどういうことなのか、終末期の医療に本質的に求められることが何であるのか、それらを私に思い出させてくれるのです。

亡くなった患者さんから教えられた「死の尊厳」

今から30年以上前、私が医師として初めて患者さんの死に立ち合ったとき、無駄だと知りながら教科書通りの延命治療を施したときのことを今でも覚えています。思い出すたびに胸の奥が冷たく感じられ、口の中が苦くなります。なぜなら、その患者さんは、私が臨床医として第一歩を踏み出すための実験台でしかなかったことを、私自身がいちばんよくわかっているからです。

医師になって間もないある日、1年先輩の医師から、親戚のご不幸のために、救急病院の当直を変わってほしいと頼まれました。外来も未経験の新米医師に救急病院は無理だと断ったのですが、「大丈夫。老人病院だから急患は来ないし、俺なんか病棟からも呼ばれたことはほとんどないよ」という言葉を信じて引き受けることにしました。

大きな病院を目の前にすると足がすくむような思いでしたが、冷や汗をかきながらも救急外来が一段落。クタクタになって当直室へ戻り、焼け石に水とは知りながら必死で「研修医のための当直マニュアル」に目を通していると、〝ピーポー、ピーポー〟と救急車のサイレンの音が聞こえてきました。ホラー映画の効果音さながらに音が近づいてくるのを聞いて、胸がドキドキと高鳴り、自分のほうが具合が悪くなってくるようでした。

勤務先の大学病院の先輩医師に何度も電話でアドバイスを受けながら、運ばれてきた患者さんを何とか無事に入院させることができました。疲れきった私は、いつのまにか当直室のベッドの上で眠りについていました。

まさか、このあと患者さんの「死の瞬間」という未知の世界に立ち会うことになろうとは、夢にも思わずうとうとしていると、突然、当直室の電話がけたたましく鳴りました。病棟の看護師さんからでした。

「先生、入院中の患者さんの血圧が急に下がって呼吸も弱くなっています」

急いで白衣を羽織って現場へ急ぎました。

死に瀕している患者さんは90代の男性で老衰がひどく、ひと月ほど前から意識がほとんどなく、食事も摂れず点滴だけを続けていたようです。

「心臓マッサージをお願いします」

と看護師さん。

「あ、ハイ」

教科書の絵を思い出しながら、無我夢中で生まれて初めての心臓マッサージを行ないました。骨と皮に近いその胸板を力まかせに押し続けていると、〝ボキッ〟という鈍い音。「あっ！」と手を止めると、看護師さんは「肋骨が折れただけです。続けてください」と表情も変えずに言います。

マッサージの効果はなく、心電図モニター上の波形は心臓が止まる寸前の状態に変わっていました。今度は
「ボスミンの心腔内注射、やりますか？」

と聞かれました（ボスミンは強心剤を胸部の皮膚から心臓に直接注射する延命治療で

すが、合併症のリスクが大きい割に効果も不十分なことから、現在は行なわれなくなりました)。

　てっきり看護師さんがやるものと思い込んでいた私は、

「はい、お願いします」

と答えて、心臓マッサージを続けていました。

　しばらくすると、「はい、どうぞ」とカテラン針という長い針のついたボスミン入りの注射器を看護師から手渡されました。

「えっ、僕がやるんですか？」

「当り前です」

と睨まれました。うろ覚えの知識だけで見たこともない手技などできるわけがないと思いましたが、もう後には引けません。どうにかボスミンの注射を心臓の中に投与できたものの、効果はまったくありませんでした。

　さらに心臓マッサージとアンビューバッグ（マスクを当てて酸素を送り込む道具）による人工呼吸を懸命に続けましたが、回復の兆しすら認められません。やがて呼吸が止まり、心臓はモニター上の波形を失いました。蘇生開始から1時間以上が経ち、その身体は血の気を無くし、まったくの無反応となっていました。この時点で誰の目にも死亡は明らかでした。

手を止めてぼんやりと見ていたら、

「家族が着くまでマッサージは続けてください！」

と看護師に怒られ、戸惑いながら再び両腕に力を込めました。

しばらくして娘さん夫婦が到着し、涙ながらに駆け寄った娘さんに、

「処置中ですから廊下でお待ちください」

と看護師は遮りました。

形だけの心臓マッサージをしばらく行なってから、「どうぞ中へ」とご家族を処置室に招き入れました。私は、心電図モニター上の平坦になった波形を示しながら、治療の内容と経過を説明しました。聴診器で心臓と肺の停止を、ペンライトで瞳孔が開いて反応しないことを確認し、「ご臨終です」とご家族へ死亡を告げたのです。

お父上の遺体にすがりついて泣く娘さんの背中に向かって、

「できる限りの手は尽くしたのですが、残念ながら力が及びませんでした。本当に申し訳ありません」

と、過去に教わった常套句を口にして頭を下げました。

「ここまでしていただいて本当にありがとうございました。父も喜んでいると思います」

声にならない声で返してきたその言葉のすぐそばに、もう二度と目も開けず呼吸もしない、言葉を発することもないお父上の亡骸が横たわっていました。

神妙な顔をしながらも、医師としての仕事をやり切ったという満足感に浸る私は、何の違和感や罪悪感を覚えることもなく、その場面の主役とばかりに胸を張って立っていたのです。

月日が経ち、在宅医療に身を置くようになってから、そのときの風景がなんとも言えない恥ずかしさが後悔の念とともに脳裏に蘇ってくるようになりました。

「死」とは、ひとりの人間に一度しか訪れない特別な瞬間です。どのような形で、どのような場所でその場面が訪れたとしても、そこに存在するのは、人生という厳しい闘いを終えようとしている戦士であり、その人が、「生」とは一体なんであるのか、自らの死に様をもって残された者へ伝えてくれる師であることが、今ならわかります。

当時の未熟な私は、長きに渡って背負ってきたであろう重荷から解放され、安息の世界へ滑り込もうとしていた老翁が望んでいた人生最期の『尊厳』を、「生命機能停止の確認」といった軽い認識で奪ってしまった気がしてなりません。

そのときの私の頭には、「何とかその場を無難に乗り切りたい」「患者さんが臨終へ向かう際に医者がやるべき最低限の義務やテクニックを学びたい」そんな考えしかなかったのです。

「死にゆく人にどう向き合うべきか」、「死に臨む姿勢はいかにあるべきか」、「理想の最期とはどうあるべきか」、「死にゆく人の尊厳とは」……

この体験は、そうしたことを今でも私に問いかけ続けています。

〝医療の常識〟に従った父の死

父は難病であるＩｇＡ腎症という腎臓病を患い、会社を早期退職しました。そして、60歳ぐらいから人工透析を受けることになりました。この頃、私は国家試験で忙しく、実際に父の透析が始まったときは自分の夢を叶えるために上京していました。そのため、たまに母から電話で報告や相談を受ける以外は、父の病気に関わったり、療養の様子を見たりすることはありませんでした。

その後、父の病状は徐々に悪化していき、鹿児島県霧島市の実家から近い病院に入退院をくり返すようになりました。

「あなたが腎臓の専門医にでもなって近くにいてくれたら、私たちはどんなに心強かったかしらねぇ」

と、一度だけ母に言われたことがあります。

私が上京して6年目のある日、母から一本の電話がかかってきました。

「父ちゃんがここのところ調子が悪くてね、食欲もなくて寝てばかりいるのよ。血圧が上がったり下がったりして、意識がなくなることもあるの。やっと退院できたんだから、もう入院はしたくないって本人は言うんだけどね……」

私は、「もう一度、入院してちゃんと調べてもらったほうがいい。きちんと治療したら絶対良くなるから」と電話の向こうの母を説得しましたが、そのときは、直接父と話をして本人の意思を確認することはしませんでした。

父の病気はガンのように死ぬ病気ではなかったですし、何しろまだ若く、それまで大変な透析療法を頑張って受けていたのです。ですから、ここで治療を諦めることなど私には考えられませんでした。

病気のことで苦しいとか辛いと言ったことのない我慢強い父は、私の言葉に素直に従い入院しました。あとになって母から聞いた話では、母はそのとき、父はもう二度と自宅には帰って来られないだろうと感じていたといいます。

案の定、入院中に父の病状が回復することはありませんでした。2週間経ったある夜、また母から連絡がありました。

「今、呼ばれて病院に来てるの。血圧も下がって意識もないし、呼吸も不安定で危険な状態だから、どうするかを家族ですぐ決めてくださいって」

「どうするかっていうのは、延命するかどうかということだよね」

「そう、人工呼吸器と心臓マッサージをしますかって……。伯母ちゃんたち（父の姉3人）もみんな集まって、可愛そうだから延命はもういいんじゃないかっていう意見もあるんだけど決まらなくてね。結局、みんな、医者のあなたの考えに従うって言ってるの」

私は何の迷いもなく、全ての延命治療を受けるよう念を押しました。母がそのことを家族の意見として伝えたとき、病院の主治医も当然のように「そうですよね」と言ったそうです。

すぐに父の気管には管が入り、その先に人工呼吸器が取り付けられましたが、1日ももたずに心臓は停止しました。心臓マッサージも効果はありませんでした。父は何も言わず黙って死んでいきました。1997年の夏のことです。

あのときの私は、父がどんな生き方、死に方を願っているかに思いをはせるよりも、当時の医療制度や医療技術に基づく〝医療の常識〟に従っていたのです。父が亡くなった後、父の「やっと退院できたんだから、もう入院はしたくない」という言葉を思い出しながら、私は東京の自宅で号泣しました。「本当に、父は幸せな最期を迎えることができたのだろうか」、その思いは今も、私の心の奥にずっと引っかかっています。

専門バカの〝壁〟

父が死んで間もなく私は在宅医療の専門医となり、終末期の医療や看取りを、患者さんの自宅で体験することが増えました。

それまでの私は医師として、〝医療が与えるもの〟や〝医療によって得られるもの〟しか見ようとしていませんでしたが、在宅医として患者さんと接するうちに、終末期医療は一歩間違えると、患者さんの人生から大切なものを奪ってしまうことがあり得る医療なのだと感じるようになりました。

つまり、場合によっては、今まで医師として経験してきたことと真逆のことが起こり得る、ということを知ったのです。

「父はあのような死を望んでいなかったのではないだろうか？　自分の判断は間違っていたのではないだろうか？」

父が亡くなって10年以上経ってから、私はそのように思うようになっていました。長年入退院をくり返していた父が「もう入院したくない」と言ったときに、どうしてその気持ちを理解しようとしなかったのか、死ぬ直前に父に延命治療を受けさせたことは正しかったのだろうか、さらに言えば、もっと早い時期から息子としてできることがあったのではないか。

在宅医として、患者さんの自宅でさまざまな看取りに関わるうちに、私の中でそのような自責の念が強くなっていったのです。父の生きている世界を知らず、〝医療の常識〟だけで父の終末期をとらえていた私の判断は、あまりに無知であったと思わずにはいられません。

遠からず死を迎えるであろう父が求めていたのは、〝病気を治す医療〟ではなく、〝心に寄り添ってくれる人〟だったと思うのです。

患者さんの気持ちを置き去りにしてはいけない

〝自分専用のタコツボ〟の中にのみ棲息し、外を見ようとしない者を〝専門バカ〟と言うそうです。そのタコツボを「バカの壁」と呼ぶ人がいますが、当時の私にとってのバカの壁は、頭で学んできただけの医学・医療であり、病院の中でしか患者を診ない医療だったのです。

そのことに気がつきだした頃、私はある患者さんの訪問診療の依頼を受けました。

☆ヤスオさん（90歳　心不全）

ヤスオさんは重症の心不全で、労作時の呼吸困難のため生活に支障をきたすようになり、私が初回の往診に伺ったときには、通院もできず外出もままならなくなっていました。介護保険による看護・介護のサービスを利用しながら、一緒に住む元看護師の奥さんと娘さん（次女）の家族介護を自宅で受けていました。近所に住む娘さん（長女）もときどき介護を手伝っていました。

少しずつ衰弱し、庭にも出られなくなり、食欲も低下していくため、本人の希望でご自宅での点滴も行ないました。やがて日中も目を開けることが少なくなり、水分もあまり摂れなくなってきたため、今後のことをみんなで話し合うことになったのです。今で言う「人生会議」です。

ご家族のほかに、ケマネジャーや訪問看護師など在宅療養を支える多くの職種の人が参加して、ご家族と一緒に考えました。ヤスオさんは、

「みんなに支えてもらいながら自宅で暮らし、今後は特別な医療は受けずに家族に見守られながら自宅で最期を迎えたい」

と希望しました。

みんなも、そうしようということで話がまとまりかけた頃、年に1、2回しか顔を出さないヤスオさんの息子さん（長男）が遠方から駆けつけてきました。ケアマネージャーが話し合いの結果を説明し終わる頃、彼は険しい表情で初対面の私を睨みつけてこう言ったのです。

「自宅で最後まで診るとはどういう意味だ。もし心臓が止まったらすぐに駆けつけて、AED（自動体外式除細動器）や心臓マッサージをして助けてくれるんだろうな！」

「いえ、それは無理です」

「おい、ふざけるな。人の命を救えないなんて、お前はそれでも医者か」

そして、ヤスオさんの身体を揺すりながら顔を近づけて、くり返しこんなふうに叫びました。

「親父、病院へ行くよな！　家じゃ無理だ、病院なら助けてくれるぞ！」

顔面が紅潮し語気を荒げていく息子さんの様子に、ヤスオさんはついに首を縦に振りました。

「みんな見ただろう、親父は病院へ行くそうだ」

息子さんの電話ですぐに駆けつけた救急車は、自宅から少し離れた病院へとヤスオさんを運んで行きました。それは、あっという間の出来事でした。

家に取り残された奥さんと娘さんは声を上げて泣いていました。長い間在宅での療養をサポートしてきた医療や介護の専門職は、初めは呆気にとられていましたが、息子さんがいなくなると

「なんだ、あの息子は。これまで何もしてこなかったくせに！」

などと嘆きました。そして「ヤスオさん、かわいそうに……」という声がみんなから漏れました。

しかし、私はなぜか平静な気持ちで事態を受け止めていました。私自身の経験が重なり、息子さんの気持ちがなんとなく理解できたからです。

「あれは、お父さんに対する愛情なんですよ」

そんな言葉が私の口をついて出ました。なぜなら愛情がなければ、この場には来ないだろうし、自分が責任を負うような行動はとらないだろうと感じたのです。介護に非協力的だった理由はわかりませんが、たまにしか会えないから、あるいは普段何もしてあげられなくて申し訳ないという思いがあるからこそ、生きていてほしかったの

ではないだろうかと思いました。

しかも、多くの日本人がそうであるように、息子さんには在宅医療についてまったくと言っていいほど知識がなかったのでしょう。だから、そのような判断しかできなかったのだと思います。

約2週間後、ヤスオさんは病院で亡くなりました。ヤスオさんの本音はどうだったのか今となってはわかりません。

患者さんの想いがどこに向いているかで、治療方針が大きく左右されることはよくあります。ただ、病院で最期を迎えることが最善であるという周囲の一方的な思い込みが、患者さんの死を複雑にしてしまう場面があるのです。

私が言いたいのは、家で亡くなるのが良くて病院や施設で亡くなるのは良くないということではありません。患者さんの気持ちを置き去りにした医療があってはならないということです。

ご家族も含めて、患者さんの医療やケアに関わる全ての人が同じ方向を向いてサポートしていくことがとても大切なのです。

大切なのは人間同士の信頼関係

かつて在宅診療で有名な地方の診療所の研修に参加したことがあります。その際に、非常勤医師として週に1回、遠方の大学病院から来られていた緩和ケア科の部長の在宅訪問に同行させていただきました。

そのときの患者さんのひとりがジロウさんです。この方の訪問診療は、ほんの10分ほどでしたが、そこで私が受けた衝撃はあまりに大きく、今でも昨日のことのように思い出されます。それ以後、私が医療と向かい合ううえで、とても大きな教訓になっています。

☆ジロウさん（74歳　喉頭ガン）

ジロウさんは身寄りのない元ヤクザで、左手の小指がありませんでした。喉頭ガンが見つかり、あらゆる治療を受けてきましたが、治ることはなく、末期の状態でした。独り暮らしでしたが、何があっても今後絶対に入院はしないと本人は心に決めていました。

手術で声は出せなくなっていて、顔は痩せ細っていたものの、その目には強い意思が感じられました。すでに全身の衰弱が進んでおり、転んでも一人で起き上がることができなくなっていたジロウさんは、なにかの拍子につまずいて転んでしまうことがありました。そんなときは、ヘルパーや看護師などの定期の訪問があるまで、床の上に寝たまま動かずに待っていました。

このジロウさん宅へ2週間ぶりに訪問した部長は、一通りの診察が終わると、やおらベッドの上に乗っかり、仰向けに横たわるジロウさんの顔を正面から見据えてこう話しかけたのです。

「ジロウさん、あなたはあとどのくらい生きるつもりだい？」

その質問に私は度肝を抜かれました。

ジロウさんはしばらく考えてから、右手でピースのサインをつくりました。

「2年かい？」

ジロウさんは首を横に振ります。

「2か月？」

また首を横に振ります。

「じゃあ、２週間？」

ジロウさんはうなずきました。

「わかった、２週間だね。ちゃんと死なせてあげるから、心配しなくていいよ」

部長のその言葉に、ジロウさんの鋭い眼光は和らぎ、そしてニコッと笑ったのです。

帰りの車の中で、私は部長にこう尋ねました。

「先生はいつも、終末期の患者さんに同じような質問をされるのですか？　僕には無理です」

部長は大笑いしてから、このように答えてくれました。

「いえいえ、今日みたいなことは初めてですよ。私も普段は、あんなふうに死について直接的な話をすることはほとんどありません。今日だって最初は、あんな話をするつもりはまったくなかったのですが、ジロウさんの表情や目に、死を受け入れた彼の心がはっきりと映って見えたのです。

私は、今「死」について話をしないのはかえって失礼なのではないか、と感じました。そうしたら、無意識にあんな感じになっちゃったんですよ。彼のキャラクターもありますけどね」

そして、こう付け加えました。

「緩和ケアの教科書などあってないようなものです。当たり前ですが、人は一人ひとり、性格も、生きてきた歴史も、価値観も違います。病状が変われば気持ちも変わる。だから僕はいつも出たとこ勝負です」

そもそも提供者と受ける者の間に人間としての信頼関係がなければ、本当の意味での医療やケアは成立しません。部長に対する信頼が、死にゆくジロウさんの心に「安心」の二文字を植え付けたのです。

あとで教えていただいたのですが、ジロウさんはそれから20日後に、ヘルパーと看護師が見守るなか、本人の希望通り自宅で息を引きとりました。痛みも苦しみもない穏やかな最期だったそうです。

☆ショウヘイさん（92歳　老衰）

老衰で階段の上り下りができなくなり、食事もあまり摂れなくなってきたショウヘイさんのもとを初めて訪れたのは春の暖かい日でした。2階の和室に導かれ、敷かれた布団の上に痩せ細った姿で横たわるショウヘイさんの診察を終えたころ、娘さんとお嫁さんは私にこう仰いました。

「うちの父は頑固なものですから絶対に病院には行かないと言うのです。先生からも説得していただけないでしょうか」

私がそのことをショウヘイさんに伝えると
「俺はここで死ぬんだ。病院なんぞ行かん！」

と言います。そのくぼんだ目の奥には、ショウヘイさんの強い意思が見てとれました。


同居しているショウヘイさんの奥さんも認知症を患っておられ、娘さんとお嫁さんは日々の介護に疲れ切っている様子でした。その後も「入院してくれると助かるんだけどねぇ」そんな言葉がご家族の口から漏れることがありましたが、決してショウヘイさんは首を縦には振りませんでした。

このとき、ショウヘイさんは終末期の状態であり、あと2週間くらいの命だろうと私は思っていました。実際、日に日に衰弱は進みました。ほとんど目を開けず、果物やガーゼに浸した水分を少量口にするのがやっとでした。身体を起こすこともしなくなったある日、娘さんはショウヘイさんの耳元でこう囁きました。

「お父さん、先生や看護師さんも来てくれるし私たちも大丈夫だから、最後まで家にいていいわよ」

そのあとのショウヘイさんの行動を、私は今でも鮮明に覚えています。

目を大きく見開き、布団から這いずり出したショウヘイさんは、畳に頬をぴったりとくっつけたまま、畳をさすり出したのです。それまで真一文字に結ばれていた口元は緩み、泣いているのか笑っているのかわからないような声を絞り出しながら、何度も何度も畳をさすり続けます。そんなショウヘイさんの幸せそうな顔を、私たちも驚きとともに笑顔で見つめていました。

それからショウヘイさんは何も口にしなくなり、安心したかのように眠り続けました。数日後の往診のときには、声をかけても目は開かず、まったく返事はありませんでした。私を含め誰もが、このままショウヘイさんは、目を閉じたままで静かに永遠の眠りへとついていくのだろうと思っていました。

その3日後、「息をしていないみたいです」という娘さんからの電話を受けた私は、雨が降りしきる土曜の午後、ご自宅に駆けつけました。そして死亡の確認を終えたあと、ご家族に臨終を告げました。文字通り畳の上での大往生でした。

そのあと娘さんとお嫁さんが、興奮気味に「先生、実は今日信じられないことが起こったんです」とこんな話をしてくださいました。

朝、ショウヘイさんの様子を二階に見に行ったとき、それまでずっと眠り続けていたショウヘイさんが突然目を開け、布団の上にあぐらをかいて「おい、腹減った。飯を持ってこい！」と言ったというのです。予想だにしていなかった出来事に二人は腰を抜かしそうになりました。そして、目を丸くしたまま、こんな状態で食べさせてもいいものかと困惑しながらも、お粥と簡単なおかずを急いでこしらえたとのこと。するとショウヘイさんは、お粥をおかわりして食事をすべて平らげ「あ〜、うまかった」と満足げに言って、何ごともなかったかのように、また布団に潜り込んで寝たといいます。

お二人は夢のような出来事にポカンとしながらも、「お父さん、まだ死にそうにないね」と言いながら一階に降りて、お母様の介護や家事を始めたそうです。ひと段落して二人が再び二階に上がったときには、ショウヘイさんの呼吸は既に止まっていました。

「父はよっぽど家で死にたかったんでしょうね。入院させなくて本当によかったです。最期におなかいっぱい食べて幸せだったと思います。最後の最後に、父には二度もびっくりさせられました」

と、娘さんもお嫁さんも泣きながら笑っています。そこにいた訪問看護師さんも一緒に泣き笑いでした。

挨拶を済ませ玄関の外に出ると、雨はすっかり止み、見上げた青空に浮かぶ雲の隙間から太陽が顔をのぞかせていました。雨に濡れた新緑が輝きを取り戻していくなか、看取りの直後にもかかわらず私の胸は爽やかな気持ちで満たされていたのでした。

医学教育に抜け落ちていること

人と向き合う仕事をしたいという理由で医学部に入学した私ですが、残念ながら、そこでは「人」について教えてもらうことはできませんでした。医者になってからこれまで、数え切れないほどの「人の死」と向き合ってきましたが、「死」について学んだ記憶もありません。

人の命を救うための医学は進級や国家試験のために一生懸命勉強しましたが、死にゆく人に対してどのような医療を提供すべきかといったことには正直なところ、当時の私はまったく興味ありませんでした。

医療のあるべき姿を真剣に考えるようになったのは、在宅医療に身を投じてしばらくたってからのことです。今の私にとっての在宅医療とは、患者さんが生きてきた歴史もすべて含めて、その人に全人的に関わることであり、医療と福祉の両面から、徹頭徹尾できるだけ患者さんと向き合うことである考えています。在宅医は、ときに患者さんが亡くなる瞬間までの伴走者とならなければならないからです。

医療の恩恵と目に見えぬ役割

大学時代、ある分野の教授が授業中に私たち医学生に向かってこう言いました。

「近年の医学の進歩はめざましい。君たちが卒業して10年以内には、ガンで死ぬ人はいなくなるでしょう」

たしかにその目標に向かって医学は歩みを続けてきました。近年の遺伝子医療や再生医療など最先端の医療も飛躍的な発展を遂げつつあります。しかし、今以ってわが国では100万人以上のガン患者が存在し、年間40万人近くが、ガンで死亡しているのも事実です。

わが国の医療は、死を忌み嫌い、敗北ととらえて〝患者を死なせない〟ということを目標にハイスピードで高度化し、重装備になってきました。それによって、多くの病気を克服し、たくさんの命を救うことを可能にしました。それは間違いなく医学や医療の進歩がもたらした最大の恩恵です。

しかし、たとえ一旦は延命が叶ったとしても、やがて人は老いて最後には必ず死が待ち受けているという自然の摂理を医療が変えることはできないのです。

以前、こんな話を医療雑誌で読んだことがあります。

あるガン患者さんが、抗ガン剤の副作用が辛くて、入院中の病院の主治医に治療の中止と自宅への退院を申し出ました。しかし主治医は

「大丈夫です。私が必ずこの薬で治してみせますから、頑張りましょう！」

と説得して強引に治療を継続しました。ところが結局、患者さんは苦しみ抜いた挙げ

句、病院で亡くなりました。主治医は遺族となった奥さんの許可をもらい、遺体の病理解剖を行なったあと、奥さんに駆け寄って来て、こう言ったそうです。

「喜んでください奥さん、ガンは消えていました。あの薬は効果があったんです！」

笑い話にもならないこの話が実話だったかどうかは忘れましたが、実際に医療の現場では大なり小なり似たような話に遭遇することがあります。

その医師がフォーカスを当てているのは、自分の治療計画であり、ガンを消滅させたという事実です。たとえ患者さんが死んでしまったとしても、ガンが消えたことが重要なのです。医師としては、可能なかぎりの延命治療を施すことが病院の役割としても医療者の常識としても当然のことだったのです。

このことから考えるに、医師には患者さんのガンは見えていても、患者さんの人生そのものや、患者さんとともに生きて来た家族の人生は見えていなかったのでしょう。

医学はこれまで、病気を解明し治すために、たくさんの研究を積み重ね、専門性を高めてきました。それを駆使して最先端の医療を行なうほど、病院の経営が安定するような制度もわが国はつくってきました。ですから個々の医師が、病気を克服することころが自分の使命であると考えるのは自然なのかもしれません。

たしかに医療の最大の役割は、さまざまな方法で患者さんに治療を施し病気から解放することです。医療の分野ではエビデンスという言葉がよく用いられます。エビデンスとは、多くの患者さんに行なわれた実際の結果をもとにした調査研究によって、それぞれの疾患に対する薬や治療法、検査方法などを判断できる科学的証拠のことを言います。学生時代も医師になってからも「医療とはエビデンスを基に行なうものだ」と教えられてきました。

現代医学を前に押し進め、発展させてきた原動力こそが、このエビデンスであると言っても過言ではありません。しかし、このことに固執しすぎると、医療が果たすべき役割に目に見えない制限がかけられてしまうと私は感じています。

「いのち」とは数字で表わすものでも画像として映し出すものでもありません。心電図のモニターで拾うのは、あくまで心臓の電気信号であり、「いのち」そのものではないことに医療者は気づかなくてはなりません。「いのち」には心や魂があり、生活に直結した人生そのものです。

ですから、死に向かうもっとも尊厳ある最期の瞬間を、医療者側の事情で奪い取ることは決して許されることではありません。死にゆく患者さんに無関心な医療は人間不在の医療であることを、そして医療の本質そのものは人の心という目に見えないところに存在していることを、医療に携わる者は片時も忘れてはならないのです。

科学的、生物学的に言えば、「死」は生命活動の不可逆的停止を意味します。しかし、在宅医療の死の過程では、それとは異なった「人が死を迎え入れるときの、その人だけのドラマ」に出会います。

在宅医師はその荘厳なる人生完結のドラマの脇役であり、患者さんが自分らしく人生の幕を閉じるお手伝いをすることが役割であると考えています。この世を去ろうとする人が

「病気になって辛いことも多かったけれど、このような最期なら病気になったことも受け入れられる。この時間の中にも意味があった。がんばって生きてきてよかった」と感じることができたとすれば、終末期医療はその人の人生を救う一助となったと言えると思います。

死にゆく人が見せる安堵感や安らぎ、そして消えゆく「生」が最後に放つ壮大なエ

ネルギーは、理屈を超えた人間の尊厳と命の尊さを光り輝かせ、まるで、なす術を失った医療のちっぽけさや傲慢さを嘲笑うように思えてなりません。

この章の冒頭に書いた小説の中の赤ひげはこんなことも言っています。

「医学はまだ風邪ひとつ満足に治せはしない、病因の正しい判断もつかず、もそもそ手さぐりをしているだけのことだ」

「所詮、人間の生命力次第で医療はなんの力もない」

小説の背景である江戸時代に比べれば、医療によって多くの病気が解明され克服されてきたことは事実です。しかし、赤ひげが言うように人類は風邪の撲滅すら未だできていませんし、新型コロナのように新たな病気も次々と出てきます。多少の延命はできたとしても、医療の力で死を回避させることは不可能です。死を医療の敗北というのなら、医療には永遠に勝利は訪れません。

「いのち」の深さ、強さ、尊さを知れば知るほど、医療は謙虚でなくてはならないということを、赤ひげの言葉から私自身は伺い知るのです。

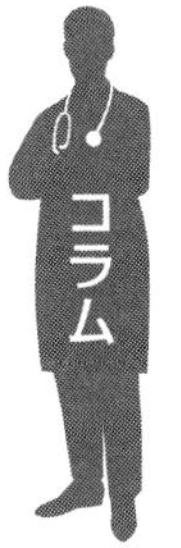

〈満身創痍の在宅専門医〉緊急コールと付き合い続ける

２０００年から介護保険制度が施行されるようになると、在宅患者の一人ひとりにケアマネジャーを中心とした多職種チームが結成されたため、私はそれまでのような孤独感を感じることはなくなりました。少しずつですが在宅医療についても理解されるようになったのです。

ちょっと咳が出たとか尻餅をついたくらいで電話や往診の依頼がくることもほとんどなくなりましたし、葬式や墓、財産のことなどを相談されることもなくなりました。

それでも、患者さんの家に訪問するという物理的な縛りからは、なかなか解放されることはありませんでした。

休診日に家族で出かけたときでも、妻や子どもたちを公園などに置いたまま往診へ向かったことは何度もありました。映画館に家族で行ったときも、患者さんからのコールで何度も携帯のバイブが鳴り、そのたびに客席と廊下を行ったり来たりすることに。そのうちにストーリーもわからなくなって映画は断念して、結局、ロビーに座りこんで訪問看護師さんと長時間の打合せをすることになりました。

そういえば、こんなほろ苦い思い出もあります。

久しぶりの仲間を集めてのイベント。公園でバーベキューをするために早朝から張り切って食べ物や飲み物を仕込み、セッティングをすませ「さあこれから」というときに、公園中に鳴り響くほどの音量で携帯に往診依頼が……。「待ってるからね～」と笑って送り出してくれる友人たちに「すぐに戻ってくるよ」と笑顔で返し、急いで患者さん宅に到着。しかし思いのほか重症で、医療処置や入院の手配などに時間がかかり、やっとこさ戻った私に、酔っ払った友人が笑顔で手渡してくれたのは、すっかり硬く冷たくなった焼肉と焼きそばでした。ため息をつきながら後片付けをして、クリニックの倉庫にバーベキューセットをしまい終わると、辺りはすっかり真っ暗。あ～ぁ……。

携帯と言えば、私は銭湯が好きで、近所の銭湯によく行っていました。携帯の「持ち込み禁止」の張り紙があるのは知りつつも、緊急の呼び出しがありそうな日には、携帯をタオルで巻きビニール袋に入れて見つからないように湯舟に入りました。しかし、運悪く電話がかかってきたところを2回続けて見つかり、その銭湯は出入り禁止になりました。

困るのは、散髪の最中に緊急コールが入ることです。私はカットと洗髪をするだけですが、タイミングが悪いと、ここでも手の届かないところにある携帯が鳴り続けます。大音量の着信音が切れては鳴り、鳴っては切れるで、お店の中は迷惑この上ない状況に。結局、「10分床屋」にしか行かないことにしました。

3章

在宅医療から見える「いのち」の意味

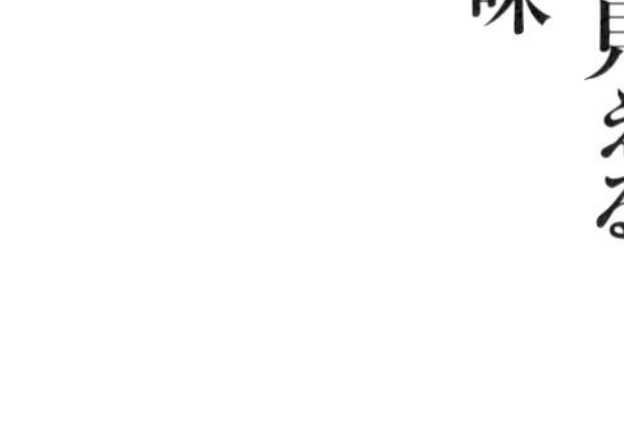

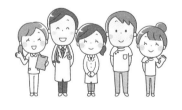

日本の医療を成り立たせてきたもの

医療と言ったとき、多くの日本人は「病院」を思い浮かべるだろうと思います。では、その「病院」とは私たちにとってどのような存在なのでしょうか。

世界が目を見張った〝東洋の奇跡〟と称される戦後日本の復興は、その中核を驚異的な経済成長が担ってきました。同時に、医療機関の整備、医療従事者の養成、医療の技術・機器の向上、薬品の開発、さらには保険制度の充実、公衆衛生の向上などにも力を注いできました。

その結果、日本の医療はあっという間に世界のトップクラスに躍り出て、食べるものもろくになかった敗戦国から世界一の長寿国へと変貌を遂げたのです。

医療の発展の中心的な存在であったのは、やはり病院です。病気や怪我の治療のためだけではなく、生まれるときも、死ぬときも病院が主要な舞台となったのです。そして、家族が介護に困ったときにお年寄りを預かる施設としての役割までも果たすようになりました。

日本では半世紀以上にわたって、多くの人の命を救い健康で長生きをさせるための主要な場として、国を上げて多くの病院をつくり上げてきました。その良し悪しは別として、その過程で国民の意識の中に自然に定着していったものがあります。それが「病院信仰」あるいは「病院依存」です。「多くの日本人は無宗教だと言うが、立派な『病院教』の信者である」と海外から指摘を受けるほどです。そして、この意識が日本の医療を成り立たせてきたとも言えるのです。

医療は今、大きな変革を迫られている

それではここで、日本の社会的な背景によって医療制度がどのように変化してきたのかを振り返ってみようと思います。

戦後間もない1950年の日本は、高齢化率が4・9％とまだ低く、0～14歳が35・4％、15～64歳が59・7％と若い国でした。特殊な病気を除けば、若い人がかかる病気はほとんどは慢性化せず、たとえ入院しても病気や怪我は完全に治癒して退院することができました。ですから、当時は「病院完結型」で医療が展開されることに何

の違和感もなかったのです。

国民皆保険が実施されたのは１９６１年で高度経済成長期のただなかでした。１９７３年に実施された老人医療の無償化により、１９９０年まで病院は増え続けました。当然、医療費も増え続けたために、国は医療費抑制政策に転じたわけです。しかも急速な高齢社会を迎えるなか、国は２００２年度の診療報酬改定をマイナス改定（報酬を減らす）としました。さらに２００３年には、医療費の効率的な配分と機能分担を推進するために、「病床区分」の見直しも行ないました。

従来4種類あった病床（精神病床、感染症病床、結核病床、その他の病床）のうち、その他の病床を長期療養が必要な患者を扱う療養病床と、それ以外の一般病床の二種類に区分したのです。

これによって病院は、急性期医療を優先するか慢性期医療を優先するかの選択を迫られたのです。慢性期の患者さんが多い病院は介護保険対応の介護療養型医療施設となりました。

一般的に医師となった者にとっては、第一線の最先端医療の現場に従事することが花形とされています。これは看護に関しても言えることです。そのために、慢性期医療に従事するスタッフのモチベーションが上がらないという問題も起きました。

厚生労働省が作成した高度急性期病院をトップにしたピラミッド型の「将来像に向けての医療・介護機能再編の方向性イメージ」という図があります。これを見るたびに、なんとなく急性期の病院がトップで、その次に慢性期医療があり、ひがんで言うわけではありませんが、在宅医療はなんだか底辺に存在するような感じに見受けられます。


その後、急性期型の病院に対して、診療報酬の包括評価制度が導入されました。これは、医療行為に対する報酬を、手術や放射線治療などに対する出来高評価部分と、入院基本料や検査、投薬などに対する包括評価部分（診断名や状態に応じて一定の報酬を支払う）に分類する制度です。病院経営としては、基本的な医療行為に関しては、いくら行なっても、一定額以上には報酬が得られないという厳しい状況に置かれることになったのです。

それまでの医療現場では、終末期の患者さんであっても高齢者であっても、できるかぎりの治療を行ない、生きているかぎり治療し続けるというのが一般的な考え方でした。しかし、そうしていると、病院経営としてはマイナスに陥りかねない状況に変わったのです。もはや、病院が地域と連携せず単独で医療を完結しようとする時代ではなくなっているのです。

その一方で、患者層の中心である高齢者の多くは、内科や整形外科、眼科など複数の科をまたぐ慢性疾患を抱えています。認知症やガンなど治癒の見込めない患者さんも少なくありません。

そのような患者さんがいったん入院となった場合、短期間で病状が改善して自宅に退院できる可能性は低くなります。たとえ症状は良くなったとしても、病院のベッドでそのまま寝たきりになってしまう可能性も高くなります。結果として、より長期間入院し続けることになり、病院の経営としてはマイナスになってしまうのです。

この事態に対応するには、医療は地域と連携し、病気や障害を持った人が暮らし続けられる地域づくりに向かっていくしかないのです。実際には、病院と在宅医療やケアのチーム、施設、行政、地域住民などがそれぞれの役割を果たしつつ密に連携していく必要があります。病院勤務医も含め、医療界全体で地域包括ケアに関わる「地域完結型医療」をつくっていくことが切実に求められているのです。

病院としては、患者さんの生活を考慮して、いかに「病院以外」と繋がるかが重要になります。そして医師は、医学的知識や専門的医療技術のみでなく、患者さんの多様な生活状況を理解する想像力を働かせ、同じ人間として対応できるヒューマンスキルを身につける必要があります。

外来の椅子に座っているときや、病棟のベッドに横たわっているときの患者さんの姿は、その人の生活や人生の極々一場面でしかありません。そのことを理解して対応できる医師像が社会から求められていることに病院の医師は気づくべきです。

病院から在宅へ

在宅医療とは、通院が困難な患者さんに対してご自宅に訪問して提供する医療のことを言います。「在宅医療」という言葉は、最近では医療界のみならず、世間一般的にも耳慣れてきましたが、その実態や本質がどのようなものかは、医療や福祉の専門家ですらよく理解していないように感じます。

在宅医である私の仕事は、患者さんのご自宅に伺い病気を治療するだけではなく、患者さんの生活全体にも向き合います。それは、患者さんの生活の場がご自宅以外の老人ホームやグループホーム、有料老人ホームなどであっても同じです。

ときには、患者さんが定期的に利用するデイサービスやショートステイを行なう施設に診察に行くこともありますし、入院中の担当患者さんの様子を見に病院やホスピスへ行くこともあります。

患者さんが退院して在宅訪問診療を開始するときは、今後の方針について病院の医師や看護師、メディカルソーシャルワーカーなどと相談をします。さらに必要に応じて、訪問看護や介護の事業所、居宅介護支援事業所の看護師やヘルパー、ケアマネジャー、それから地域包括支援センターや在宅介護支援センター、福祉公社などの職員、そして市役所の担当者まで、患者さんに関わるあらゆる職種の人たちと必要に応じて話をします。

患者さんの病気や生活に関係することであれば、ためらうことなくどこにでも赴き関係性を構築することが必要だと考えているからです。

私は、そのために時間を割くことを惜しみません。何よりも患者さんの「生活を守る」ことを大事にしたいのです。こうした認識を持つことが在宅医には欠かせない要件であり、それができるのは在宅医に与えられた社会的な特権でもあります。

国は在宅医療の推進を唱えつつ、医療費抑制のため入院のベッド数を削減する方向で政策を押し進めていますが、在宅医療は連携先の病院があって初めて成り立つことを忘れないでほしいのです。在宅療養をバックアップする病院の必要性を日々痛感する私は、病院側に在宅医療のことをもっとよく知ってもらい、連携をスムーズにしたいと思っています。そのために、思いつくことは何でもやってきました。退院前のカンファレンスにも参加し、入院中のトラブルにもできるだけ対応しています。

在宅医療についての講演会も病院で開かせてもらいました。地域の総合病院の院長や大学病院の教授にお声掛けをし、在宅医療と病院とのネットワークを強固にすべく、新しい組織づくりにも奔走してきました。さらに、年に数回ですが、某大学病院からの依頼で、医師になって2年目のドクターを地域医療の研修という目的で受け入れています。彼ら研修医は当院で1週間、在宅医療の実習を行ないますが、異口同音にこう言います。

「今回初めて在宅医療のことが少しわかりました。学生時代は、座学で在宅医療の表面的なことをほんの少し習っただけですし、周囲の先生たちも在宅医療の現場のことはほとんど知らないと思います」

在宅の現場を学ぶ研修医は全体からみればほんの一握りであり、わずか1週間の実地教育の場さえ地域にはほとんどないというのが実情です。しかし、できることから実行していくしかありません。

「病院から在宅へ」という国の掛け声むなしく、医学を学ぶ専門家自身が、在宅医療についてはまったくと言っていいほど無関心な場合が多いのが現状です。私が経験するかぎりにおいて、病院の医師は、未だに地域包括ケアシステムのことや在宅医療について、ほとんど知識もなければ知ろうともしていないように見えます。

病院の経営も大変な世の中になってきたのはわかりますが、壁一枚を隔てた外の世界の変化をまるで人ごとのように眺めているだけでは、病院そのものが社会から取り残されてしまうでしょう。

以前、ある大病院の内科部長が私に向かってこう言ったことを覚えています。

「在宅医療って、ゴミを扱う医療ですよね」

この一言を「とんでもない医者だ！」と個人的な問題で片付けることはできません。「病院では治せない患者＝ゴミ」という偏見は、高度経済成長のなかでつくられてきた医療や福祉の制度、現場のあり方が生み出した負の産物なのです。大なり小なり医療界全体に蔓延し、ひいては日本の社会全体にも深く浸透していると言ってもいいかもしれません。

「いのちに対する畏敬の念」が薄れ、「人間の尊厳」というもっとも大切なものに背を向けても病院の運営が成り立つところに、今の日本の医療の恐ろしさがあると思います。

いずれにしても病院の既得権益は複雑すぎて、在宅医療側から病院内部に変化を起こすことは非常に困難であると感じることが、正直これまで何度もありました。

当然ながら患者さん自身にも、もともと日常の生活があります。今日も明日も患者さんは、住み馴れたわが家で慣れ親しんだ生活をしたいのです。そして、その延長線で死を迎えることを望む人が多いのです。ですから、在宅医療に与えられたもっとも大切な役割は、死に至るまでの日々の生活の中で患者さんに寄り添い、患者さんの生きている「今」に向き合うことです。

在宅医療とは、医療の提供場所が自宅であるという単なる場所の問題ではありません。その本質とは、現代医学の中に失われがちな哲学やヒューマニズムであると、特に終末期医療の実践の中で私は実感するのです。

医者として在宅医療に携わるようになって30年近く、私は患者さんたちの24時間365日にほぼひとりで対応してきました。

「忙しくて大変な仕事ですね」とよく言われますが、仕事がきついという理由で在宅医を辞めたいと思ったことは、これまで一度もありません。それはきっと、在宅医療の中で「いのち」に出会うそのときが、私にとって心地よい瞬間だからなのだろうと思っています。

在宅医療の4つの特性

ここで、在宅医療を実践する際に知っておくべき特性を4つにまとめてみました。

①広い知識と対応能力が必要である

専門的な深い医療知識よりも、たとえ浅くても全ての科にわたる広範かつ最新の知識が必要です。

私は基本的には内科医ですが、患者さんの症状が内科の病気であるとはかぎりません。腰や膝が痛かったり、皮膚病であったりする場合もありますし、脳腫瘍や乳ガン、膀胱ガンの場合もあります。幻覚や妄想を持つような精神疾患の場合だってあります。刃物を振り回したり、幼いお孫さんを虐待してしまうような認知症の患者さんにも対応してきました。

9歳の末期ガンの患者さんを小児病院と連携して在宅で診たこともあります。病院や施設で重症の褥瘡をつくって帰ってきた患者さんの病変部の手術を自宅で行なったことは数え切れないほどです。ときには、骨まで達する褥瘡にも対応します。

このように、必要な診断や治療はできるかぎり現場で処置をしますが、もちろん限界はあります。在宅医療でもっとも大切なのは、どのタイミングで専門医につなぐかなのです。

自宅への訪問診療を希望する患者さんは、基本的に外出することが困難であるため、専門医のいる医療機関へ行って検査や治療を受けることは容易ではありません。だからといって、在宅医が抱え込んで専門的な治療のタイミングを逸せば、命に関わる場合だってあり得るからです。

②検査や治療の手段が限られたなかでの判断を求められる

在宅診療では、命に関わるような緊急事態でご自宅に赴き、診断と治療を行なわなければならないことがしばしば起こります。もちろん、すぐに救急車を要請するようにご家族に指示することもありますが、救急搬送が必要かどうかの判断が難しい場合や、どうしても患者さんが入院したがらない場合もあります。

自宅での診療では救急病院と違って、緊急往診の際にその場ですぐに詳細な血液データを確認することやレントゲン、CTなどの画像的診断を行なうことはほぼ不可能です。自宅で行なえる治療も限られていますから、場合によっては聴診器一本で診断して治療方針を決定し、本人やご家族に説明を行ない、納得してもらうこともあります。そうしなければ、次に進めないことがあるのです。

たとえるなら、在宅診療は武器を持たずに戦場に飛び込むようなものだと感じでいます。決して簡単な医療行為を行なっているわけではありません。

③バックアップ病院の確保が義務付けられている

『在宅療養支援診療所』の要件の一つとして、「緊急時に入院できる病床を確保している」という趣旨の規定があります。しかしこれまで、受け入れてもらえる病院がなかなか見つからないという経験を何度もしてきました。

とくに困るのが「病院では、これ以上の治療はない」と言われている患者さんへの対応です。病院からの依頼で退院前のカンファレンスが開かれた際、「病院での治療はやり尽くしましたから、ご自宅では緩和ケアを中心に看取りまでお願いします」

と病院の主治医からお願いされることは珍しくありません。このとき、たまに次のように念押しされることがあります。

「今後はうちの病院に来られてもできることはありませんので、もしも入院が必要なときには、ほかの病院へ行ってください」

患者さんの病名や病歴、治療内容や経過、その他諸々のことが事細かに記載されたカルテを保管している病院が緊急時の受け入れを拒むのです。だからといって、他の病院を手配してくれることはほとんどありません。ですから、患者さんがご自宅に退院されると、ご家族とも相談して万が一のときに受け入れてもらえる病院を探し始めることになります。

しかし、人工呼吸器が付いていたり、中心静脈からの栄養管理を行なっていたり、モルヒネ注射を持続的に投与していたりと特別な治療を行なっている患者さんの場合は、いざ救急車を呼んでも、受け入れ先の病院がなかなか見つからないのが現実です。

それどころか、たとえ特殊医療を行なっていない患者さんであっても、時間外だったりすれば、

「今、専門の医者がいないので対応できません」

と、診察すら断られることもあります。とくに末期ガンの患者さんは、これ以上治療することがないという理由で受け入れてもらえない「不条理」が蔓延しています。

バックアップ病院の確保が難しいという観点で印象に残っているケースをひとつお伝えします。

☆ヨシオさん（67歳　声門部ガン）

ヨシオさんは、地域の総合病院の医療連携室から訪問診療を依頼された患者さんで、総合病院を脱走して自宅に帰ってしまった経緯がある少々厄介な方でした。

退院時のカンファレンスでは、「何かあったら、いつでも入院は受け入れます」と病院から約束をもらっていました。ある日の真夜中、

「熱が40度もあって、首の腫瘍から床一面血まみれになるくらいの出血があって苦しんでいます」

と奥様から連絡があり、すぐに往診しました。もちろん、紹介元の総合病院に緊急連絡をしたのですが、その病院の当直医の対応に私は自分の耳を疑いました。

「カルテに〝この患者は当院では受け入れないこと〟と書いてあります」

驚いて患者さんの妻に確認したところ、退院のときに「うちの病院には二度と来ないでください」と言われたというのです。

今度は地域の別な病院へ救急受け入れ依頼の電話をかけました。すると、電話に出た若い当直医はこう言いました。

「もともと、○○総合病院で治療を受けておられた患者さんですよね。そちらの病院へ行ってください」

私はとっさに

「そちらは満床で、すぐには受け入れられないそうなんです」

と答えました。すると当直医は迷惑そうに強い口調で、

「末期ガンなんですよね。自宅で看取りをするのがあなたの仕事でしょう」

と答えたのです。ムッとしましたが

「夕方までは自分で食事ができていたんですよ。夜になって急に体調が悪くなって、今、血圧は60台です。敗血症とガンからの出血によるショック状態と診断しています。すぐにきちんと治療すれば、彼にはまだひと月以上、残された命があるはずです」

と説明しました。すでに救急車は自宅に到着して、私の指示を待っています。

時計を見ると深夜3時です。未だグズグズ言っているその当直医に業を煮やした私は、

「あんたはそれでも医者か。明日、病院長に報告するから名前を言え。患者さんが死んだらお前を訴えるぞ！」

と大声で脅してみました。すると、

「いいえ、すいません。受けないと言っているわけではありません……」

と急に声が小さくなりました。

「受け入れてくださるんですね。ありがとうございます。では、すぐに先生の病院へ送らせていただきます！」

私は、救急隊にその病院へ急いで搬送するようにお願いしました。患者さんは一命を取り止め、入院して3日で症状は改善しました。そして、4日目に奥様から電話がありました。

「主人が、『もう家に帰る』と言うんです。また病院とトラブルになると困るので、間に入っていただけませんか」

すぐに病院へ駆けつけた私が目にしたのは、点滴と酸素の管に埋もれてベッドの上で心細そうに小さくなっているヨシオさんでした。

「先生、病院のドクターは、食べちゃいけない、動いちゃいけないって言うんだけど、オレ、腹減ってるし、腰も痛いし……」

今度は私が、病院の医師に頭を下げて謝る番でした。

「先生がそこまでおっしゃるのなら」

と、病院の主治医は即刻の退院を許してくれました。

ひとこと言いたくてすぐにご自宅に往診した私は、またもや、ヨシオさんにしてやられました。椅子に腰かけ、たばこをふかしながら私にこう言ったのです。

「先生、助けてくれてありがとう。死ぬとこだったよ」

テーブルの上には、ケーキとコーヒー、そして、コップになみなみと注がれた焼酎がありました。

退院後は2カ月近くも自宅で大切な時間をご家族と過ごし、満足げに逝かれました。自由奔放に生きたヨシオさんは、最後まで自由でした。

④家族との関係づくりや他職種との連携が重要である

「病気だけでなく、ひとりの人間に向き合う」

私はそれを医者としての心得にしてきました。だからこそ、患者さんの生きてこられた歴史や価値観、死生観なども意識するように心がけています。

もちろん、在宅医療の仕事はそれだけにとどまりません。介護するご家族の身体面、精神面の健康状態や、患者さん本人とご家族との関係性を把握することも在宅医の重要な仕事のひとつです。

ご家族が、患者さんの現在の病状や今後起こり得る変化、問題点などを正確に把握しているとはかぎりませんし、本人とご家族の希望が一致していない場合もあります。したがって、患者さん本人の身体や気持ちはもちろん、ご家族についても私たち専門職は常に注意を払わなければなりません。

さらに言えば、ご家族だけではなく、患者さんの医療やケアに関わる全ての人が同じ方向を向いてサポートしなくてはならないのです。ですから、在宅医療を実践する医師は、連携するチームメンバーに常に情報を提供するとともに、各メンバーからの情報を受け取って最善の医療を提供することが必要になります。

「家」という空間は、その人の人生、歴史、喜怒哀楽が刻み込まれた特別な場所です。そこでは、『いのちの再生』や『いのちの奇跡』といったドラマが繰り広げられることがあります。自宅には、そんな不思議なパワーが存在するのだと痛感させられた症例をいくつか紹介します。

☆フミ子さん（89歳　大腿骨頸部骨折・廃用症候群）

ある日曜日、お母様についていて相談ということで女性から携帯に電話がありました。知り合いから紹介された高名な在宅専門医に相談に行ったところ、「その地域の東郷先生にすぐ電話してください。お母様には時間がありません」と電話番号を教えられたということでした。普段、診療の相談は事務窓口を通してから受けるようにしているのですが、深刻そうな電話の声にそのままお話を伺うことにしました。

お母様は骨折の手術を受けた病院で大量下血し、転院され、その症状はよくなったものの、意識がもうろうとしたまま目も開けずに唸ってばかりいるそうで、主治医からは余命2～3カ月と宣告されたということでした。そして、お母様は以前から『延命治療はせずに自然な最期を迎えたい』と言っていて、その意思は文章にも残してあるそうです。娘さんが主治医にそのことを説明し、家に連れて帰りたいと伝えたところ、「搬送中の車の中で死にますよ」と言われ、退院させてもらえない。どうしても家に連れて帰りたいので、途中で何かあった場合に死亡診断書を書いてくれる在宅医を探しているということでした。

だいたいの趣旨を理解した私は、

「わかりました、何とかしましょう。お母さまの様子を拝見させて頂いて、病院の先生に会って私から話しますね」と答えました。

数日後、娘さんと時間を合わせて、私はその病院を訪れました。

ベッドに横たわるフミ子さんは、私の呼びかけにもしかめ面のままで目を開くことはなく、口は動くのですが漏れ出る言葉を私は聞き取ることができませんでした。片方の鼻からは胃管チューブが挿入され、酸素を送り込むカヌラと呼ばれるチューブも両方の鼻の穴に差し込まれていました。腕に刺さった針の先にもチューブが伸びていて、脇にぶら下がる点滴につながっていました。これらのチューブを本人が抜いてしまうことがないように、両腕はベッド柵に結びつけてありました。

フミ子さんのベッドサイドで、病状や治療内容の説明が簡単に行なわれたあと、私と娘さんはパソコンの置かれた小さな部屋に案内されました。若い担当医はパソコンを開き、血液データやレントゲン写真、CTスキャンなどを指し示しながらこう話しました。

「肺には水が溜まり、どのような治療をしても改善しないため呼吸が安定せず、また、胃腸も弱くて栄養も改善しません。大声を出して騒ぐことがありますので、安定剤を使用しています」

「現在の病状を引き起こしている原因疾患は何なのでしょうか？」

と私は尋ねました。

「結局は老衰ということでしょうね。うちの病院でできるかぎりの検査と治療を行なった末の状態ですから、これ以上良くなることは考えられません」

私が娘さんからの話を切り出すと「あなたが責任を持つなら」と言うので、すぐに退院の手続きをし、在宅療養の体制づくりを済ませました。何はともあれ、念願の自宅への退院が実現でき、〝自然な最期を家で迎える〟準備が整い、娘さんもフミ子さんも満足しているだろうと私はホッとしていました。

しかし、ここから、在宅の「大どんでん返し」が繰り広げられるとは、患者さんの「死」にそれなりに立ち合ってきた経験を持つ私ですら、考えていませんでした。フミ子さんの看取りが、病院から在宅に移ったと思う程度でした。よもやこの『帰宅』が、フミ子さんの新たな人生の「始まり」になろうとは、他の誰も予想だにしなかったと思います。

家に戻ると娘さんは、「もうすぐ死ぬのですから、痛い思いをして、腕を抑制しなくちゃいけない点滴はやめたいです」「もうすぐ死ぬのですから、鼻に突っ込まれてうっとうしそうな酸素を外してあげたい」と言うのです。

確かにこのふたつは、無いほうが本人は楽だろうと思えたので、帰宅後すぐに中止しました。

「鼻から入っている栄養のチューブも抜いていいか」との質問には、さすがに、「入院中は薬も水もまったく飲めていなかったわけですから、チューブを抜いてしまえば命を縮めてしまいますよ」と説得しましたが、鼻のチューブがいちばん苦しそうだし、どんな治療をしても効果は無いと病院の先生から言われていますから、とおっしゃいます。

「このまま、餓死していくことになってもいいのですか?」と尋ねると「もうすぐ死ぬのですから。ダメかもしれないけれど、死ぬまえに母親に少しでも美味しいものを口から食べさせてあげたい」と言うのです。しかし、奇跡はこのあたりから始まりました。

入院中は口からの水分や食べ物の摂取を禁じられていたフミ子さんのために、娘さんは訪問歯科のドクターによる嚥下《えんげ》訓練や食事指導を受けながら、スプーンで丁寧にトロミのついた水分やミキサーにかけた食事を、少しずつ食べさせてあげるようになりました。さらに、娘さんの希望で漢方の医師によるサポートも続けました。

周囲の不安をよそに、フミ子さんの食事は日ごとバラエティに富み、量も増えていきました。「歯医者さんには『もっとゆっくり慎重に』と怒られちゃうんですけど、母がとても嬉しそうに食べるものですから、私も食事をつくるのが楽しくなって、ついつい色んなものを食べさせてしまうんです」と苦笑いの娘さん。私も数日置きに訪問していましたが、笑顔で食事をするフミ子さんを見て「こんなに早く、しかもこれだけの食事ができるようになるとは」と驚くばかりでした。やがてお箸を使って焼き魚を骨だけきれいに残して食べるという〝得意技〟も見せてくださるようになりました。

食事だけではなく、平行して行なっていたリハビリのお陰で、トイレにも自分で行けるようになりました。認知症状はおろか記憶力抜群のフミ子さんは、いつも明るく、ユーモアセンスたっぷりのお話を聞かせてくださり、診察が楽しく待ち遠しくなりました。

いつの間にか娘さんから、「もうすぐ死ぬのですから」という言葉は出なくなってい

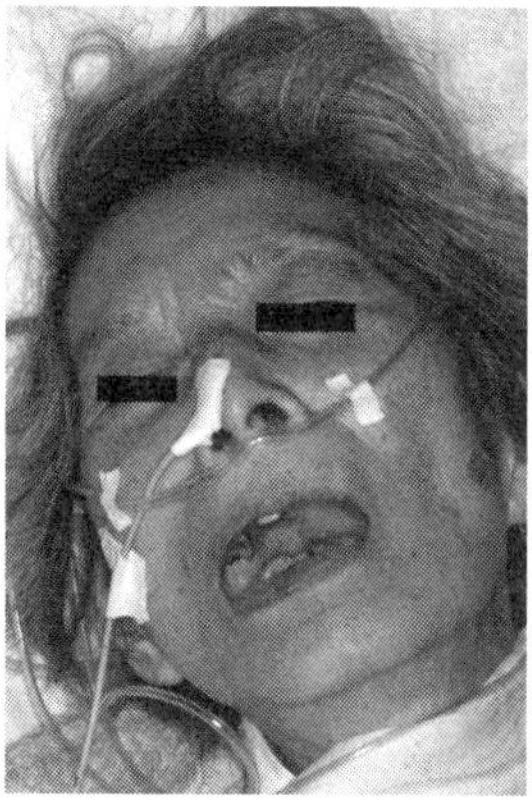

▶退院直後

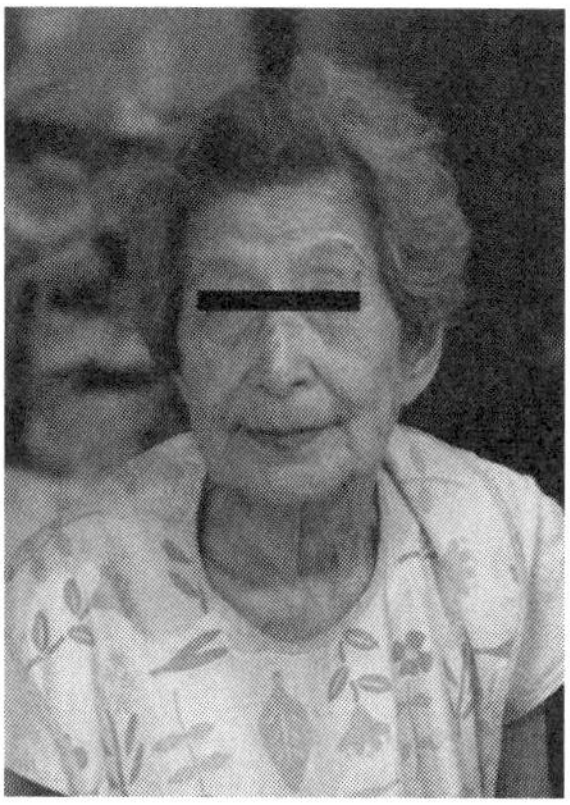

▶退院後3カ月

ました。

　在宅療養を開始して3カ月経ったある日のこと、定期の診察のために訪れた私は、いつものようにフミ子さん宅のチャイムを押して玄関に入りました。そこへ小走りで駆け寄ってきて「いらっしゃいませ」と出迎えてくださった女性がいました。すっかりヘルパーさんだと思い、靴を脱いで「ご苦労様です」と顔を上げた私はビックリ仰天。いつもなら椅子に座って待っているフミ子さんの躍動感溢れる姿がそこにあったのです。さすがに長年在宅医療をしている私も驚きです。病院の診断が正しければ、フミ子さんは亡くなる時期だったわけですから。

　診察のあと私は娘さんに尋ねました。

「何か介護でお困りのことはありますか？」

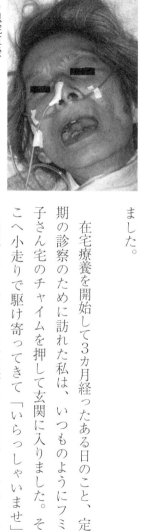

返ってきた答えは、こうでした。

「最近黙って勝手に一人で駅前に買い物に行くんです。ちゃんと買い物して帰っては来るんですが、転ぶんじゃないかと心配で……」

もはや誰もが、フミ子さんが余命宣告を受けていた人だったことなど忘れ去っていました。じつは、本書の出版に寄せて、介護者であった娘さん（梅野　泉さん）が文章を投稿してくださいましたのでご紹介します。

◇◇◇◇◇◇◇◇◇◇◇◇

「いのちの奇跡」

「お家に帰りたい！」いのち細るその声に誰がノーと言えるでしょうか？　死を前にした母の希望を叶えること、母が全うしたいと願う最期を、私の全エネルギーを賭けて実現させること。奇跡は、そこから始まりました。光の中でいのちが芽吹くように、希望が叶ったことが喜びの光となり、生命力が蘇ってきたのです。

要介護5から2へと回復した母でしたが、在宅で父を看取ったのち脳梗塞を起こし、車いすの生活を余儀なくされました。両親を同時に介護していた壮絶な日々から思えば、私にとって母一人と向き合って遊べる幸福な時間でした。私たちは遊びのなかで癒され、悲劇を喜劇に変え、涙のあとに笑い、食べる悦びを取り戻したのです。

死へと向かう途上では、不思議なことがたくさんあります。夕暮れ時、母は私に向かって手を差し出し、今まで見せたことのない謎めいた眼差しで私を見つめると、ぎゅーと力を込めて手を握ったのです。母が亡くなったのはその翌日。

それからというもの、あの眼差しがいつもともに在り、生とは何か、死とは何か、という「いのちの謎」を私に問いかけているかのようです。

いのちをどう見るか？　その視点を共有し合えた東郷先生の存在は大きく、介護をやりきることができたのも、医療・介護チームの皆さんのおかげと感謝に堪えません。

◇◇◇◇◇◇◇◇◇◇◇◇

☆サトシさん（80代　心不全）

重症の心不全で入院先の病院にご家族が呼ばれ、余命1週間と宣告された80代のサトシさんは、「家で死にたい」と退院して帰宅しましたが、当初はベッドの上で頭を上げることさえ禁止されていました。ところが、ご自宅で死を待っているうちに徐々に症状が回復していったのです。

退院から2年目の正月、奥さんや娘さんが止めるのも聞かず、毎年恒例のすき焼きを大好きなお酒とともにたらふく召し上がったそうです。「お酒やビールがね、この世のものとは思えないくらいうまいんだよねぇ」と、嬉しそうな顔で話してくださるサトシさんは、この頃、温泉旅行に出かけることを楽しみにしておられます。

☆キヨ子さん（90代　腎不全・認知症）

末期の腎不全と認知症で「あと1カ月は到底もちません」と、退院前カンファレンスで説明され在宅医療へ切り替えた90代のキヨ子さんは、退院翌日に足の付け根から挿入されていた中心静脈栄養の点滴チューブを自分で引きちぎり、在宅酸素のチューブも外してしまいました。

娘さんは「最期くらい本人の好きにさせてあげてください」とおっしゃったため、私もそれ以上の治療は何も行ないませんでした。食欲が出始めたのはそれからです。1年以上経った今も、キヨ子さんはお元気で、食欲も旺盛でいらっしゃいます。

☆キクオさん（90代　心不全・呼吸不全）

90代のキクオさんは、重症の心不全と呼吸不全との診断を受けて、近くの総合病院の集中治療室に入院されていました。ところが、ある日曜日、病院の担当医からご家族にこのような電話がかかってきました。

「意識がはっきりせず、血圧も低く、今は人工呼吸器で延命している状態です。この治療を続けても2〜3日ともたないでしょう」

このような説明を受けたご家族が、もともと在宅医療を担当していた私に、どうしても自宅に連れて帰りたいとおっしゃるのです。ご家族の意思を確認したあと、病院の主治医にも確認したところ、「先生（著者）にお戻ししていいですか？」ということだったので、お礼を述べて、翌日には自宅退院のお手伝いをしました。

退院して数日で、キクオさんは呼吸器どころか自宅での酸素吸入も不要になり、日に日に元気になっていき、椅子に座って大声で息子さんや奥さんを呼びつけるまでになったのです。息子さんは「最近は食事の要求が凝ってきて困っています」と言いながら、こう付け加えました。

「私は初めから、父は自宅に帰ってきたら元気になるだろうと思っていました。逆に病院にいたら、死んでしまうだろうと」

このような患者さんたちには、いったい何が起こっているのでしょうか。そこには、ある意味、医療の落とし穴とも言えるものがあると思われます。病院の医師は、患者さんの血液を採り、レントゲンやＣＴで検査をし、病状をデータで確認して死期の予測をしたうえで余命を宣告しているにもかかわらず、命の最期を見誤ることがあるのです。

延命治療を止めたのにもかかわらず、逆に命の炎が勢いづく方々がいらっしゃることを、病院の医師はほとんど知りません。このような経験をした患者さんやご家族の多くが「もう命を預けることはできません」と、病院に背を向けて、ご自宅で亡くなられているのです。

病院医師と在宅医師では患者さんの見え方が違う！

退院した人が受ける終末期の緩和ケアに関わる在宅医療を、ただ〝死なせる医療〟と位置付け、在宅医は死亡診断書を書きさえすればいいという誤った考え方が、まだまだ病院の中には根強く残っている気がします。

もちろん私は病院での勤務医も経験していますから、病院の医師が患者の生活を意識しながら診療を行なうことは極めて困難であり、そこまで思いが至らなくても仕方のないことだと理解もしています。

しかし、どんな職場で働こうとも、医師は患者さんの心に寄り添いながら医療を提供する姿勢を見失ってはいけません。そのように考えるきっかけを与えてくれたのは、私が吉祥寺のクリニックでの在宅診療と、武蔵野赤十字病院の病棟勤務を同時に行なっていたときのある経験です。

ある日、私あてに、ひとりの女性からこんな電話がかかってきました。

「先生、探しました。前の都立病院を退職されて日赤病院に移られたことがわかったので電話をかけてしまいました」

彼女は申し訳なさそうに、さらにこう話を続けました。

「母の認知症が進んで大変になってきていまして……、えっと、あの、自宅で介護するか施設に入れるか迷っていて……」

私はここで彼女の話を遮り、語気を強めてこう答えました。

「そういう話は市役所の福祉課とかで聞いていただけませんか。私はお母様にお会いしたこともないですし、とにかく今忙しいんです！」

「あ。す、すみませんでした」

それから、二度と彼女から連絡は来ませんでした。

当時、都立病院の精神科に勤務していた私は保健所で開かれる認知症に関する地域住民向けの相談会を、月2回のペースで3年間ほど担当し、認知症の家族会にも参加していました。この女性は、そのときの相談会と家族会に参加された方で、認知症の母親を介護していました。日赤病院に電話をかけてこられたときは、もう1年以上会っていなかったと思います。

この頃、私は医師となってすでに10年が経っていましたが、日赤病院では月曜日から金曜日まで1年目の研修医と同じような条件で勤務させてもらえるようお願いしていました。10名前後の病棟患者を受け持ち、救急車が到着すれば救急外来も担当し、必要なときには手術にも立ち合い、分刻みに院内を走り回り、週に1回の夜の当直も休まずこなしていました。他の曜日や時間帯は在宅医療に駆けずり回り、休む暇などまったくありませんでした。

ですから、「忙しい」と言うのは決して嘘ではなかったですし、その当時、主治医でも何でもない私にはまったく関係のないことだと思ったのです。電話を一方的に切った後も、非常識な人がいたものだと自分に言い聞かせて忘れようとしました。ところが、何かモヤモヤした感じが私の心のどこかに引っかかったまま宿ることになったのです。

その後、在宅医療に専念するようになった私は、患者さんの生活やご家族の状態に目を配ることの大切さを知るようになりました。すると徐々に、あの日から引っかかっているものの正体がわかってきたのです。病院という箱を飛び出したことで、これまでぼやけてはっきりしなかった患者さんを取り巻く世界や景色がしだいにはっきりと見えてきたからです。

電話をかけてきた女性は目の前で起こっている困難な問題にどう対処すればいいのか、相談する人も相談できる場所もなくて、きっと悩みに悩んだ末、意を決して私に連絡してこられたのに違いありません。

「それは大変ですね。今は忙しいので、こちらからかけ直しますね」

と、なぜ言えなかったのか。

在宅医療の専門医になる前の病院の医師という立場からは、病院のベッドの上で過ごしている患者さんしか見えていなかったことに気づきました。今の私なら、進むべき道を見失い、ゴールがどの方向にあるのかさえわからない砂漠の真ん中に放り出された人の気持ちは、それなりに理解できます。

断崖絶壁の岩に片腕でようやくつかまっている人を崖の底に突き落とすのに、たいした力は必要でありません。しかし、その人を引き上げて救い出すためには、的確な判断や工夫が必要ですし、相当なパワーも必要となります。そして何より、私たち医師はその人が今感じている恐怖や不安を理解しなくてはならないのです。

二度とそんな思いを患者さんやご家族にさせたくないし、自分自身もしたくありません。そのような思いで、今は在宅の患者さんたちに向き合っています。

老いていく人や慢性の病気で介護が必要になった人が、地域の中でその人らしく豊かに暮らしていくためには、現在の日本の医療や福祉制度では十分とは言えません。ある患者さんがその人らしく暮らせないとしたら、それはどのようなことが原因で起こっているのでしょうか。どのようにすれば解決できるのでしょうか。

私は、自分の経験を通じて、病院や在宅医療などが一体となって患者さんを支えていくことが、何より必要であると感じています。厚生労働省も、そのような医療システムを推進しようとしています。しかし、その主要な目的は財政的な事情であり、未だ、本当の意味で患者さんのことを考えた制度にはなりきっていない気がします。

ですから、このシステムを機能させるにはどうすればいいのか、また、私たちにできることは何なのか、日本の医療制度のこれまでの変遷も含めて、もう一度みんなでしっかりと考え直す必要があるのです。

このときに中心に据えなければならない考え方があります。それは、医療や福祉は元来、営利事業でも金儲けでもなく、単純に「人助け」であるということです。「医は仁術である」といったシンプルな考えが根底になければ、医療や福祉が逆に人を苦しめてしまう結果になると、肝に銘じなければなりません。

在宅医療は介護のシステムと両立して実践することが重要

少し専門的にはなりますが、ここで日本の福祉制度の歴史と現状について整理してみましょう。

従来、日本におけるお年寄りの介護に関しては、老人福祉と老人保健・医療のそれぞれの制度に基づいて公的なサービスが提供されていましたが、自宅における実際の介護は、主に家族、とくに女性が中心になって行なわれてきました。

しかし、いよいよ世界一の長寿国となろうとする日本では、介護を必要とする高齢者が急激に増加しています。介護の重度化や長期化も進んでいます。その一方で、少子化・核家族化で高齢者との同居率の低下が進んでいますし、介護の担い手だった女性の社会進出なども増えています。結果として、家族の介護機能の低下が明らかになっています。老老介護も珍しくありません。もはや、高齢者の介護全般を家族のみが担うことは難しくなっているのです。

以前の日本の介護制度では、老人福祉法による公的な手段として、高齢者の生命や身体に関わる危険性が高く、放置しておくと重大な結果を招くことが予測されるようなやむを得ない状況のときにのみ手が差し伸べられるようになっていました。その要件を満たしているかどうかを市町村が判断し、サービスの開始と廃止を法令に基づいた行政権限として行使する、いわゆる「措置制度」として実施されていたのです。

ですから当時の介護サービスは、あくまで行政措置の範疇に留まり、規制でがんじがらめにされていて、利用者側の意向が尊重されにくいという欠点を抱えていました。また、その限界が明らかになるとともに、福祉サービスの需要と供給のアンバランスも顕在化してきました。

社会的入院（医学的には入院の必要がなく、在宅での療養が可能であるにもかかわらず、ケアの担い手がいないなど家庭の事情や引き取り拒否により、病院で生活をしている状態）が医療費を増大させているという財政面での課題も浮き彫りになってきました。まさしく、介護問題は社会全体にとっても、国民一人ひとりの老後生活にとっても大きな不安要因になったのです。

その結果、これまでのような家族に押し付ける介護ではなく、社会全体で支える新しい介護保障システムの必要性が高まってきました。そこで何年にもわたり、新たな介護システムの確立に向けた審議が行なわれ、１９９７年12月に成立したのが介護保険法です。以下がその骨子です。

①措置制度と異なり、高齢者は福祉サービスの提供者との契約に基づいて自らの選択で介護サービスを利用できる。

②介護サービスの供給量を一気に拡大するため、公的機関のほか、多様な民間事業者の参入を可能とする。

③介護に関する福祉サービスと医療サービスを総合的・一体的に提供する。

この介護保険法が成立したのち細部の詰めや実施体制が整備されて、２０００年４月から介護保険制度が施行されることになりました。このときを、わが国の社会保障構造改革の第一歩と位置づけ、社会保障・社会福祉政策を大きく転換させて、日本が迎える超高齢社会を豊かな社会とする制度がスタートしたのです。

一人ひとりが考えて乗り越えなければならない

総人口に占める65歳以上の人口の割合（高齢化率）が7％を超えると「高齢化社会」、14％を超えると「高齢社会」、そして21％を超えると「超高齢社会」であると一般的に言われています。

日本は1970年に高齢化社会へ突入しました。その後も高齢化は急激に上昇し、1994年に高齢社会へ、そして2007年から現在まで超高齢社会の真っただ中にいるのです。

しかし、この高齢者大国の物語は始まったばかりで、まだまだ序章に過ぎません。団塊の世代が75歳以上の後期高齢者となる2025年が、見据えるべきひとつの山であると言えるでしょう。そのときの高齢化率は30％になり、認知症の人は、730万人に達すると予想されています。

2025年は目前ですが、具体的な対策はまったくと言っていいほど進んでいません。しかも、2025年の先には「2040年問題」というもっと高い山の存在が見えてきています。2040年には、団塊世代の子どもの団塊ジュニア世代が65歳以上になり、85歳以上の人口が高齢人口の3割近くにまで増加するのです。

問題はそれだけではありません。団塊ジュニアは就職氷河期の世代で、「ワーキングプア」「ロストジェネレーション」などという言葉が流行しました。非正規雇用者や中年フリーターが大量に生み出された世代で、彼らが高齢化することで高齢世代のさらなる困窮化が予測されています。

また、少子化の流れに歯止めが利かず、夫に先立たれた女性、離婚をした人、生涯独身でいた人たちなど高齢者の一人暮らしも増加していき、社会的な孤立はさらに進行していきます。

しかし、そんなことはお構いなしに、高齢化はさらに進み、2060年には、高齢化率は約40%に達すると見られています。

このような社会で生きていくことになる日本の国民が安心して幸せに地域で暮らし続けられるように、国が「地域包括ケアシステム」を推進したり「地域共生社会」を目指したりすることは理論的には正しいですし、そのための政策には基本的に賛成です。

しかし、その実現を目指すためには、本当の地域の繋がりが必要ですし、それを支える質の高い在宅医療の存在が不可欠なのです。

私は医師として、在宅医療だけではなく、病院や施設などあらゆる現場で、それぞれの立場の人が抱えているさまざまな問題を目の当たりにしてきました。さらに、社会全体を大局的に見ることで、この日本はどうなっていくのか、人の命はどのように扱われていくのか、常に考え、予測し続けています。皆さんもぜひ、社会の変化や、医療や福祉についての理解を深め、今後、自分たちや子どもたちが生きていく日本の未来がどうなっていくのか、考えてみてください。

「在宅」でいのちが輝く

これまでわが国では、命を扱う場所といえば病院ばかりがイメージされてきました。しかしながら在宅医となった私は、患者さんが長く過ごしてこられた生活の場（在宅）で、いのちと向き合ってきました。そこでは、いのちが本来の姿を取り戻し、輝き、躍動します。そのことを知らない、あるいは知ろうとしない医療者は、ときに判断を誤ってしまう。そう感じることがあります。

☆ノブ子さん（91歳　大腿骨頸部骨折後に呼吸不全・廃用症候群）

ノブ子さんは88歳のときに急性の肺炎で約3週間入院しました。治療によって肺炎は完治して退院したのですが、入院している間に足腰の筋力が低下して、ほとんど寝たきりの状態になってしまいました。

退院後、ケアマネジャーから在宅医療をすすめられて在宅医の面談を受けたとき、その医師にいきなりこのように言われたそうです。

「人生は太く短くあるべき、チューブに繋がれるようなことは一切やらないほうがいい」

その話を聞いてノブ子さんは、「死ぬことを前提しているようで嫌だ」と、その在宅医を断り、娘さんと一緒に積極的にリハビリを頑張りました。その甲斐あって、入院前のように階段の上り下りができるようになり、再び散歩に出かけることが日課となりました。

ところが90歳になったとき、自宅で転倒して大腿骨を骨折してしまい、手術を余儀なくされました。ノブ子さんは、ここでも熱心にリハビリに取り組み約3週間で歩けるようになったそうです。しかし、明日は退院という日、家族が集まって夕食をとっていたとき、不運にも食べ物を喉に詰まらせて一時的に呼吸が停止してしまいました。すぐに心肺蘇生が施され、一命をとりとめ意識も戻りましたが、呼吸器が外せない状態になってしまったのです。

治療のあと、ご家族は主治医から、気管に穴を開けて人口呼吸器にするか否かの判断を2週間以内に決めるように言われたそうです。

「もう高齢なのだから延命はしないほうがよいのでは」という病院側の提案もあったということですが、ご家族もノブ子さん自身も、〝生きるため〟の延命治療を希望しました。ところが、その選択によって、ノブ子さんとご家族は新たな闘いを強いられることになるのです。

ノブ子さんとご家族は生きるための延命治療として、人工呼吸器を選択しました。高カロリーの栄養を点滴で入れるため太い血管にチューブを入れるＩＶＨ（中心静脈栄養）を行ない、鼻の穴から胃までの長い胃管チューブを通して薬が注入されました。

意識がしっかりしているにもかかわらず、ノブ子さんは、口からは水も飲めず、言葉も発することができません。管や器械に触ってはいけないため、ベッドに寝たまま手足を動かすことさえも許されません。このような治療を継続することで、確かに生命を維持することはでき、「生かされて」はいましたが、それは本人やご家族が希望していた「生きる」という状態からは程遠いものでした。

整形外科の主治医は、

「人工呼吸器は一生外せません。食べ物を飲み込む機能が低下していますし、栄養を摂ってもすぐにお腹が張って嘔吐や下痢を起こしてしまうでしょう。今後は、口から食べることはもちろん、胃管チューブから栄養を入れることも期待できません。点滴が入らなくなる可能性があることも覚悟しておいてください」

とご家族に説明したそうです。さらに、

「リハビリとかで、少しずつでも前の状態に戻していただくことはできないのでしょうか？」

と尋ねる娘さんに

「それぞれの専門の医師がチームを組んで検査や治療にあたった結果、これ以上の回復が見込めないことや、お母様のような高齢者にはリハビリの効果がないことは、明確であると判断しました。これは私だけではなく、他の医師も皆同意見です」

と、一方的な回答だったそうです。

しばらくすると、病院側から他の病院のパンフレットを渡され、転院を急かされるようになりました。しかし、人工呼吸器やＩＶＨなど医療が重装備になった患者さんが、療養目的で受け入れてもらえるところは遠方の病院しかなく、しかも入院費用がとても高額だったそうです。

やがてノブ子さんは、「家に帰りたい。帰れないなら死なせてほしい」としきりに訴えるようになり、ご家族がそのことを伝えると、主治医からは、

「人工呼吸器やＩＶＨは医療行為ですよ。そんな人が家に帰ることなんてあり得ない。延命してくれと頼んでおきながら、今になって死なせてくれとは何事ですか！」

と一蹴されたそうです。

それでも、〝何がなんでも母を自宅に連れて帰る。それが叶わなければ全てが後悔になってしまう〟そんな想いを強く抱くようになった息子さんと娘さんは、ノブ子さんの

ために闘うことを決意しました。「前例が無いので家には帰せません。とにかく早く転院してください」と一点張りの病院側からはクレーマー扱いされながらも、自宅退院への道を探り続けたのです。

巡りめぐって私のところに息子さんと娘さんが相談に来られたのは、ノブ子さんが骨折で入院してから9カ月が経っていたころです。ひと通りの話を聞いて

「大丈夫ですよ。退院して自宅に戻れるように早速動きましょう」

とあっさり答える私に、お二人は疑心暗鬼の様子だったように記憶しています。

私はすぐに病院のＭＳＷ（メディカルソーシャルワーカー）に連絡して、主治医に面会のアポイントをとりました。後日病院へ出向き、主治医の説明と初対面のノブ子さんの様子から自宅退院可能と判断した私は、退院前カンファレンスの段取りをＭＳＷにお願いしました。

当日カンファレンスルームに向かって病院の廊下を歩く私に、病棟の担当看護師さんが駆け寄って話しかけてきました。

「鼻と尿道に管が入っているだけではなくて、24時間人工呼吸器に繋がれていて、ポンプを使ってＩＶＨも行なっていることを先生はご存じなのですか？」

「はい、知っています」

キョトンとして一瞬足を止めたその看護師さんは、また小走りで私に近寄り、

「その状態で、ほんとに自宅で診れるんですか？」

と念を押しました。

「はい、そんな方は在宅医療ではたくさんおられますから」

と答えた私は、（やはり病院の職員は在宅医療のことを何も知らないのだ）と思いながらカンファレンスに臨んだのを覚えています。

数日後、ノブ子さんは無事にご自宅へ帰ることができました。


退院後まず私は、病院で行なわれていた医療的な管理方法を、在宅療養に適したものへ変更することをご家族に提案しました。

ひとつは、鼻からのチューブを胃ろうに変えること、もうひとつはＩＶＨのカテーテルチューブを血管に直接針を刺して挿入していたのを、ＣＶポートといって皮下埋め込み型の小さな医療機器を使用する方法へ変更することでした。

どちらも、本人の苦痛やストレスをできるだけ避けること、管理や介護における負

担やリスクをなるだけ軽くすること、そして外に出ているチューブを減らし、見た目をスッキリさせることなどが目的でした。

このふたつはどちらも簡単な手術で済むので、本人とご家族の承諾を得て、他の病院に数日再入院していただいて行なうことができました。

本当は入院中に切り替えておいてもらえれば簡単だったのですが、退院してご自宅に戻ることが決まったときには、病院側と患者さん側の信頼関係は完全に崩れていて、手術どころではなかったようです。

帰宅後は少しずつリハビリに力を入れていきました。退院前のカンファレンスでそれぞれの専門医と話をした私は「これならリハビリで回復する」と確信していたからです。データを揃えて、知り合いの呼吸器専門の医師ふたりと、理学療法士に相談に行き、リハビリの方法や注意点を教えてもらい、ノブ子さんの自宅に訪問するリハビリスタッフや看護師、ヘルパー、ケアマネジャー、薬剤師、そしてご家族も、互いに情報を共有してもらいながらノブ子さんの訓練を進めていきました。

リハビリの効果は、想像以上に早く認められ、呼吸器、点滴、その他のチューブ類はほとんど外れましたし、数メートルの歩行もできるようになりました。口から食事を摂ることも会話をすることも可能になったのです。

ノブ子さんの部屋の壁には、季節ごとにちぎり絵の額が掛け替えられます。どの作品もまるでちぎり絵とは思えないほどの美しい色使いと繊細さで、見る人の心に沁み込むような作品ばかりです。最近は椅子に座って絵手紙も書けるようになりました。

少し前まで、病院のベッドの上で、天井の一点を見つめるだけだったノブ子さんは、ご家族の愛情と努力、そして何よりご自身の情熱と頑張りでいのちの息を吹き返し、住み慣れた家での生活を楽しめるまでに元気になったのです。まさしく「生活者」として返り咲いたのです。

こんなノブ子さんの復活劇を、多くの方は「たまたまラッキーだっただけで、普通はあり得ないこと」と思われるかもしれません。しかし、在宅医療に長年携わってきた私にとって、ノブ子さんの変化は、今まで目撃してきたたくさんの同じような現象の一つにすぎません。

東郷流「在宅医10の心得」

ここまで多様な症例を紹介させていただきましたが、私が在宅で患者さんを診る際に常に念頭に置くように心がけていることがあります。それを10の項目に整理してみました。

①人間の臓器における一部の不具合が、身体の他の部位や身体全体、あるいは精神状態に及ぼす影響を見落とさない。

②病気はその人の生活にどのような支障をきたしているのか、また病気によって家族の生活がどのように変わったのかを知る。

③家族の意向や介護力などを把握しておく。

④経済的な側面や制度的な側面から、自宅以外にどこで、どのような医療やケアが受けられるのかを希望を含めて確認する。

⑤病気が重篤な場合には、死を視野に入れて治療方針を立てていく。

⑥終末期の医療に携わる際には、とくにその人の死生観や価値観、生きてきた歴史や背景などを理解する。
⑦万一、耐えられないほどの痛みや苦しみが出現し、本人・家族が希望した場合にすぐ入院できる病院を確保しておく。
⑧全般にわたり、できうるかぎり本人の希望を最優先とする。
⑨小さな問題を見落とさず、大きな問題から逃げない。
⑩物事の本質を見極める。

「現場発！　在宅オモシロよもやま話」

ここで、私が在宅医療で出会った愛すべき患者さんの素顔をいくつか紹介したいと思います。その出会いこそが、私が在宅医を続けるエネルギー源にもなっているからです。

以前、日本医師会の会報に「在宅すべらない話？」として掲載されたものから抜粋します。読んでいただくとわかりますが、みなさん、どの方も実に愛すべきキャラクターの持ち主ばかりです。

○「969事件」

日曜日の昼間に携帯電話が鳴りました。あわてた声の電話の主は90歳の姉を介護している80歳の妹さんです。

「今、姉の熱を測ったら39・6度もあるんです。すぐ来てください！」

詳しい病状を聞く間もなくガチャンと電話は切られました。とにかく私は目の前の用事を後回しにして、出先から急いでご自宅に向かったのですが、到着するとすぐに妹さんが「ほら」と見せてくださった体温計は、私をからかうように36・9の数字を刻んでいました。80歳の妹さんの目には「36・9」が「39・6」に見えていたのです。

○「ないしょ話」

認知症で被害妄想のある女性は、ほとんど耳が聞こえません。ときどき、耳をつんざくほどの大声でこうおっしゃいます。

「あのね、ないしょなんだけどね、いつも娘がいじめるの！」

後ろで娘さんは苦笑いです。

○「いらぬ報告」

明け方3時過ぎ、認知症のお母さんと二人暮らしの息子さんからの電話で起こされました。

「今、計りましたら母の体重は○○kgで、体脂肪率は○○%です。以上、報告でした」

ガチャン。何が起こったのかわからず興奮状態となった私は、その後まったく眠れませんでした。

○「キティちゃん事件」

春うららかな快晴の日曜日、家族を乗せてドライブの最中に、その電話はかかってきました。90歳で軽い認知症があるとはいえ、日中は一人で生活している女性です。

「息子が3日間寝たまま、目が覚めないんです」

彼女のその言葉は、私の車をUターンさせるのに十分でした。

彼女は玄関で出迎えてくださいました。

「息子が3日も前から目を開けないし、何も食べないので心配で、心配で……」

部屋の奥に案内してくださる後ろを、私は何か大変なことが起こっているのではと緊張しながら恐る恐る付いていきました。そして、ついに目の前に現われた光景に私はわが目を疑いました。

なんと、ふとんの中で眠っていたのは「キティちゃん」だったのです。

「先生、息子は大丈夫でしょうか？」彼女は不安げに私の顔を覗き込んでいます。

私は、自分がパニックになりそうなのを悟られないよう冷静を装いながら、聴診器を取り出し、眠っているぬいぐるみのキティちゃんの胸に当てました。

この状況をどう認識し、どう行動すればいいのか、私の頭の中は混乱したままです。何とか冷静を保ちながら、キティちゃんのお腹を触り、また聴診器を当て、脈をとり、血圧も測りました。

（おっと、俺はいったい何をやっているんだ。大丈夫か俺！）

我に返り、腹を決めた私はできる限りの笑顔をつくり、半ばやけくそでこう答えていました。

「大丈夫、息子さんは元気です。今は眠っているだけですので、そのうち目が覚めますよ。３日間何も食べないで寝っぱなしなんていうのはよくあることです。心配いりません」

すると彼女は両手をついて、「本当ですか。ありがとうございます。本当に安心しました」と、畳に額を押しつけるように深々と何度も頭を下げて、お礼をおっしゃいます。

私は、満足感と罪悪感の入り混じった妙な感覚に包まれながら、この不思議の国から退散することになったのです。

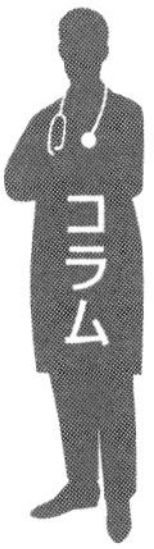

〈満身創痍の在宅専門医〉私も生身の人間だが……

アルコールで苦労したことも何度かあります。

お祝いの席で久しぶりに会った友人たちから、「今日ぐらいはゆっくりしろよ」と次々にお酌をされて、楽しさも加わり不覚にも泥酔してしまったのです。そんなときに、母親と二人暮らしの息子さんから往診依頼の電話が入りました。

患者さんである母親の病状を聞いて、私はすぐに救急車を呼ぶように指示しましたが、精神疾患を持つ息子さんはそれができず、とにかくすぐに来てほしいとくり返し電話をかけてきます。これ以上押し問答を続けても仕方がないと悟った私は、お店を出て電車に飛び乗り、駅近くの患者さんの家に急ぎました。その途中で救急車を要請し、もともとかかっていた病院にも電話して患者受け入れの承諾を得ました。ここまでは酔っていたとは思えないくらい、スムーズに事が進んだのです。

患者さんの家に到着するころ、遠くから救急車のサイレンの音が聞こえてきました。ホッとして玄関のチャイムを押そうとしたとき、急に吐き気がこみ上げ、脇の畑の茂みにうずくまって何度も嘔吐する羽目に。駆けつけた救急隊員が私を見つけ、「もう大丈夫ですよ。すぐに救急車に乗ってください」と声をかけてきました。私は慌てて名刺を取り出し、その救急隊員に自分が主治医であること、これまでの状況を説明して迅速な対応をお願いしました。ほどなく患者さんは救急車で病院へ運ばれ、一命を取り留めることができたのでした。

あるときは、たまたま忘年会の最中に呼び出され、急いでタクシーで往診に駆けつけたところ、「酒臭いぞ、それでも医者か！」と、本人から雑巾を投げつけられ追い返されたこともあります。

私も生身の人間なので、熱も出れば病気にもなります。30歳代にアキレス腱断裂と40歳代に副鼻腔炎の手術を受けています。どちらも3週間の入院が必要だと言われましたが、病院の担当医師に仕事を長期間休むことはできないと事情を説明し、結局、アキレス腱のときは手術前日に一泊だけ入院し、副鼻腔炎のときは日帰り手術で済ませてもらいました。何しろ仕事をせずに済んだのは手術真っ最中の時間帯だけでした。

こんな具合に専門医の意見にきちんと従わなかった罰なのか、これらの手術の後遺症には今でも悩まされています。

4章

世界を見据えた未来型モデル

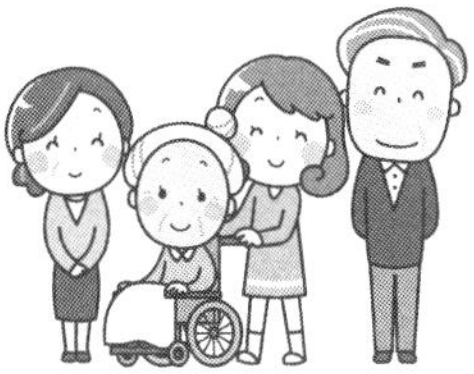

人はただ老いていくだけでなく、いつなんどき病気や事故などによって障害を抱えることになるかわかりません。もしそうなれば、家族の助けはもちろん、医療者、福祉関係者などたくさんの専門職の応援や、多くの制度の援助などが必要になります。そうなった場合に、具体的にどのような援助を受けられるのか、どれくらいのお金がかかるかといった具体的な内容や方法を前もって十分に理解できている人がどれほどおられるのか、私ははなはだ疑問に感じています。

国は「皆さんの不安や困りごとを解決するために法律や制度をつくってきました」と言うのでしょうが、みなさんの声をしっかり拾ったうえで審議が行なわれてきたでしょうか。決定した制度の内容を市民に、また、医療や福祉の専門職にしっかり伝える努力をしてきたと本当に言えるでしょうか。

この国の医療と福祉がどこに向かっているかを知ることは、今のあなたにとってたいへん重要なことです。なぜなら、今日より明日、今年より来年、あなたは確実に年老いていくからです。人生の終末期を迎えて死が間近に迫ってきた頃に考え出しても手遅れです。そのときには、あなたの〝いのち〟が周囲の何者かに支配され、抵抗すらできずになされるがままとなってしまうかもしれないからです。

そこで4章では、地域における医療と福祉の制度やシステムといった観点から歴史を振り返り、現在の問題点とその打開策について考えてみたいと思います。

失われていく高齢者への「敬愛」や「感謝」

「過去のことは過去のことだと言って片付けてしまえば、それによって、我々は未来をも放棄してしまうことになる」

第二次世界大戦中に首相となり、危機にあったイギリスを戦勝国へと導いたウィンストン・チャーチルの言葉です。現在は過去の歴史の上に成り立っています。過去の歴史を振り返り、現在を正確に見つめることでしか、未来を考えるためのヒントを得ることはできません。

超高齢社会の今、わが国で起こっていること、将来起こり得ることを真剣に考える必要があります。それには、医療や福祉についても過去の歴史を振り返り、現在起こっている問題を知り、その問題が起きる原因を探ることで解決に繋げていくことが大切なのです。

１９６３年に「老人福祉法」が制定されたのは、高齢者人口の増加に対応するためでした。その基本的理念は「老人は、社会の進展に寄与してきた者として、かつ豊富な知識と経験を有する者として敬愛されるとともに、生きがいを持てる健全で安らかな生活を保障される」というものです。

その年から9月15日を「老人の日」と制定し、その日の記念行事として１００歳を迎えた高齢者に内閣総理大臣から「長寿を祝い、多年にわたり社会の発展に寄与してきたことに感謝する」とのお祝い状と、記念品が贈呈されるようになりました。

その年の１００歳以上のお年寄りの人数は全国で１５３人でしたが、その後は増え続け、２０２０年には８万人を突破し、50年連続過去最多を更新しました。

老人福祉法の成立から50年後の２０１３年に政府が開催した「社会保障制度改革国民会議」の席上で、麻生太郎副総理・財務相は高齢者の終末期の高額医療費問題についてこう発言しました。

「政府のお金で高額医療をやってもらっていると思うと寝覚めが悪い。さっさと死ねるようにしてもらうなど、いろいろ考えないと解決しない」

「延命のためのチューブなど付ける必要などさらさらない」

世間から猛烈な非難を浴びた麻生氏は、すぐに発言を撤回しましたが、それから3年後、北海道小樽市で行なった講演の中で「90歳になって老後が心配とか、わけのわかんないこと言っている人が、こないだテレビに出てた。『オイ、いつまで生きてるつもりだよ』と思いながら観てました」と語っています。

「役に立たない老人は、生きていてもしょうがない。とっとと死んでくれたらありがたい」と言われているように感じる国民は多いと思います。

たまたま一人の政治家の言葉として注目されましたが、こうした考えには過去に積み重ねられてきた高齢者に対する「敬愛」や「感謝」のかけらも認められません。「政治家としての資質のない奴だ、けしからん！」の一言で済ませるのは簡単なことでしょうが、歯に衣着せぬ麻生氏だからこそ、たまたま表面化しただけのことであり、程度の差こそあれ現在の多くの政治家や官僚の意識を代弁したものではないかと思うのです。そこには、国民の命や生活よりも、国家経済を優先したいという国家としての本音が見え隠れしていることに、私たちは気づかなくてはならないのです。

「長生きをして肩身が狭い。みなさんに申し訳ない」そう話すお年寄りの苦しみや悲しみを理解しなくてはいけないのです。

お金に翻弄される『医療の現場』

以前こんな経験をしたことがあります。

病院から依頼を受けて訪問診療を開始したばかりの神経難病の患者さんが、ある夜自宅で病状が急変しました。往診した私は、依頼元のその病院の医師に電話して受け入れの約束を取り付けてから、救急車に同乗して病院へ向かいました。患者さんはすぐに集中治療室に運ばれました。

私は、一通りの検査ができて治療方針が決まるまで、当直医と看護師が待機する病院の部屋の隅で待たせてもらっていました。

そこに外線で電話がかかってきました。

電話をとったナースは、カルテ作成中だった当直医にこう言葉を投げました。

「先生、救急隊から肺炎疑いの男性の入院依頼です」

「何歳？」

「90歳だそうです」

「あ、じゃあ、ベッドが無いって言っといて」

と何食わぬ顔で答えました。

そしてナースは、丁寧に、かつ慣れた口調で、電話向こうの救急隊にこう答えました。

「たいへん申し訳ありません。あいにく当院は今満床で患者さんの受け入れができません。他の病院を当たっていただけますか」

そのあと運ばれてきた若い男性は、すぐに入院になりました。


高齢者は、入院して病院のベッド上での生活がしばらく続くと、入院の原因となった急性の病気が良くなったとしても、あっという間に身体が動かなくなったり、環境変化に対応できず混乱して認知症が進行したりと、入院そのものによる二次的な体調不良が起こることがよく見られます。

すると入院前に生活していた場所が自宅ならご家族が、施設ならそこの職員が、「この状態で帰されてもうちでは介護できません。」と、元の生活の場所へ戻せなくなります。そのような状態の患者さんは、他の病院や施設でもなかなか受け入れてもらえず、退院させられなくなってしまうのです。いわゆる介護難民です。

3章でも述べましたように、国は、医療費の高騰につながる入院医療を減らすために病院のベッド数を削減し、入院期間の短縮を目的とした制度を導入しました。急性疾患を扱う一般病棟においては、患者さんの入院が長引けば長引くほど、病院に入る診療報酬が少なくなっていく仕組みにしたのです。したがって病院は、患者さんに早く退院してもらって、新しい患者を入院させないと赤字が膨らみます。

そうなると、往々にして退院が困難になってしまいがちな高齢の患者さんは、初めから診察すらしてもらえないような状況が現場で起こることになってしまうのです。

医師法19条には「診療に従事する医師は、診察治療の求めがあった場合には、正当な事由がなければ、これを拒んではならない」とありますが、これに違反するような行為が病院で発生していることを一般の人はあまりご存知ありません。

先日、友人で、ある大病院の外科部長をしている医師が私にこんな話をしてくれました。

「最近の若いドクターは、入院を長引かせると周囲に怒られるから、とにかく早く退院させることに一生懸命なんだよね。患者さんにとって早い退院がいいかどうかも、そのあとどこに行くのがその人にとって幸せなのかもまったく興味がないというか、そんなこと考えてる余裕もないんだよ。まぁ、病院から追い出す感じも増えたね」

患者さんを予定よりも早く退院させることができた医者は、「お前、良くやった！」と、上司に褒められるそうです。このようにして医療難民が生まれるのです。

その昔、勤務先の病院の病棟で空床が目立つときには、私たち若い医師はそこの病棟の看護師長から「とにかく誰でもいいから入院させなさい！」「次の入院患者が決まるまで退院させちゃダメ！」と耳にタコができるくらい言われたものでした。今は、まったく逆のことが医療現場で起こっているのです。

昨今、このように医療の現場で働く者たちが〝医は算術なり〟に違和感を覚えなくなってしまったのは、「医療費を安く抑えたい」という国の財政的戦略にコントロールされてしまっているからではないでしょうか。

お金に翻弄される『介護の制度』

誤解を恐れずに一方向からのみ述べるならば、国は増え続ける医療費を抑えるために、過去に病院に担わせてきた介護の部分を医療から取り除くべく「介護保険制度」をつくりました。2000年のことです。すなわち、そこには「医療より介護の方が安上がりである」という裏に隠された大きな理由があったのです。

このように、医療費削減の一手段として医療と介護のすみ分けを明確化するために介護保険制度が制定されましたが、高齢化が進み続けるわが国では、介護保険にかかる国家の財政的な負担は想像以上に深刻化してきています。とくに後期高齢者の増加に伴い、医療費のみならず介護保険にかかる介護給付費用も増加の一途を辿っており、社会保障費の国家財政への圧迫はとどまるところを知りません。

そこで国は、「地域共生社会」の実現を見据えて、「地域包括ケアシステム」の完成を目指すことにしました。医療財政を圧迫してきた入院医療から、もっと安くてすむ在宅医療を、「家で死にたい」とか「延命治療は望まない」といった国民の希望をバックに普及させることで、「地域完結型医療」への転換を意図しています。その新しい医療形態を背景に展開させる仕組みが地域包括ケアシステムです。

しかし、このシステムはいつしか国の手を離れ、地域に責任が押し付けられる形になりました。「地域丸投げケアシステム」と揶揄される所以です。

そして、その先にある地域共生社会の実現においても、国がとくに強調しているのは、市町村や地域住民の役割です。「地域によって事情が異なるので、具体的な進め方は地域で考えてください」というのが国の説明です。国が本気で地域共生社会を実現したいと考えるなら、地域を後押しするための財源や人材など、具体的な支援策を示すべきでしょうが、それがありません。国の役割や責任を曖昧にして財源を出し渋っているのです。

「地域共生社会」という聞こえの良い言葉を隠れ蓑に、介護給付費削減のために介護さえも介護保険から分離させて、地域住民によるボランティア活動へと変換し、一層の「安上がり」化を進めることで財政破たんを食い止めようとしているとしか見えません。「我がこと丸ごと共生社会」ではなく「人ごと丸投げ強制社会」だと批判されても仕方のないことと言えましょう。

国がどこに向かおうとしているのか、地域の真の役割が何であるのか、大きく変化していく今の社会の中で、人々の意識や行動がどう変わっていけば、老いた人、病んだ人たちが幸せに暮らせるようになるのか。これらのことが明確化されていないシステムが、本当に世の中に根付き浸透していくと皆さんは思われるでしょうか。

『金』か?『いのち』か?

想像してみてください。

大事な仕事があってあなたが職場に急いでいるとき、ふと気づくと、道路の少し先に、なぜか蓋がなく全開になったマンホールがあります。しかも、そこに向かって、よちよち歩きの幼児が歩いています。「あっ!　このままいけば穴に落ちてしまう」

もしくは、歩いているのが幼児ではなく90代の腰の曲がったお婆さんだったらどうでしょう。歩き方もふらふらしていて、目はよく見えてなさそうだし認知症もありそうです。

さて、あなたならどうしますか?　ここでは以下の選択肢を考えてみました。

A：どちらの場合でも助ける
ダッシュで現場に向かって走り、落ちないように助ける。幼児だろうがお年寄りだろうが関係ない。仕事など後回し。
B：幼児であれば助けるが、お年寄りであれば無視する
子どもは、やがて働くようになったら税金を納めて日本の経済に貢献するだろうが、認知症のお婆さんは無駄に生きているだけ。助けて恨む人はいても、喜ぶ人はいないはず。
C：どちらであっても無視する
助けるのにかかる時間を考えて時給計算すると、私にとって○○円の損失になる。なおかつ、今日の大事な仕事に遅れたら会社を首になるかもしれない。第一、これは私に義務付けられた仕事ではないし、責任もない。

私は、とくに医療や福祉に関係する人は誰もがAを選ぶものだと思っていたのですが、実際の現場で、同じようなことが起きた際、BやCのような考え方をしているのではないか、と疑ってしまいたくなる行動を取る人がいることに驚かされます。

人のいのちと直接に向き合うのが医療と福祉です。いのちがお金に翻弄されるようなことは決してあってはならないはずです。ですから、ＢやＣの行動がとれる人は、このような仕事には不向きです。

少子高齢社会が抱えるもっとも大きな問題のひとつは、年金・医療・介護などにかかる社会保障費の高騰に伴う日本経済の破綻です。その方向へ突き進ませたものは、社会の変化を予見し損なってきたか、予見しつつも優先順位を見誤ってきた行政、政治、医療、福祉などの歴史の中にあるのです。高齢者の責任ではありません。

部分にのみ意識が取られると、全体がぼやけて見えてしまい、自分の本当の役割が何なのかわからなくなります。目先の損得という小さな流れに気を取られていると、もっと大きな流れの中に自分がいることも見えなくなり、流されてしまいます。表面的なものしか見えていない人が「これからの社会にどのような変化が起こるのか、何が問題になってくるのか」を予測することなど、そもそも不可能なのではないでしょうか。

私は、少なくとも私が身を置く医療の世界には、過去・現在・未来を通じて一貫した流れがあると感じています。さらに、その流れさえしっかりと捉えていれば、歪んだ医療の制度や政策に振り回されずに医療に取り組むことができるとの確信があります。もっとはっきり言いますと、どのような分野であっても、もっとも優先すべきは「人間」であって「お金」ではないということに皆が気づいたときに初めて、自ずと真理は理解されていくものだと私は考えているのです。

幸せな未来がイメージできない理由

世界に先駆けて、極端な高齢化と少子化が進む日本では、これまでにはなかった新たな社会的課題が相次いで浮上してきています。しかし、医療や介護の現場がどれだけ混乱していても、なぜ政府が根本的な改革を行なおうとせず平然としていられるのか、私はずっと不思議でなりませんでした。

その原因がどこにあるのかをよくよく考えているうちに、根本的問題は、歴史の中でつくられた日本の社会構造と日本国民の意識から派生したものではないかと、私は考えるようになりました。

問題を整理してみましょう。

問題その1　歴史がつくり上げてきた医療・福祉の構造

かつての日本では多世代同居が一般的で、高齢者の世話は家族、とりわけ女性の仕事と考えられていました。国が老人福祉政策として制定した老人福祉法の一番の目的は、家族介護が難しい貧しい高齢者を収容する施設づくりでした。

しかし、自分の親を自宅で介護せずに老人福祉施設へ入所させれば、責任放棄として世間から非難されるといった社会的風潮もあり、施設が十分活用されるにはいたりませんでした。

親を老人施設に入れるよりも病院に入院させたほうが、手続きが容易で周囲からも許容される。1973年から老人医療費無償化が実施されるなど費用面の公的援助もある。こうした背景もあって、本来なら入院の必要のない老人が病院に預けられ、そこで長期間生活するという「社会的入院」があっという間に世間に広がったのは当然の成り行きでした。

病気でもないお年寄りを預かるだけで収入になり、検査や治療を行なえばさらに報酬が得られたわけですから、病院側からも文句は出ませんでした。

この「社会的入院」は「病気や障害をもった高齢者が亡くなるまで病院から出ない」という「病院完結型医療モデル」を生み、「自宅」から「病院」へと死に場所の転換をもたらしました。「往診」という言葉もやがて死語となっていきました。

このように、病院が施設入所やデイサービスのような役割を果たすことは、逆から見れば、福祉の充実や発展を医療が妨げていったともいえるのです。

1980年代になり、現場の実態を正確に把握し未来を予測していた一部の有識者は「在宅医療」や「住民主体の地域づくり」の必要性を論文や医学雑誌などで唱えるようになりました。さもなくば、いずれ医療は崩壊し、行き場のない高齢者が増えるだろうと予言していたのです。

しかし、国は医療や福祉の役割を家族と病院に丸投げしたままで、地域の整備や国民の意識改革に力を注ぐことはなかったため、病院死はその後も増加の一途を辿りました。医療と福祉のバランスは、こうして崩れていったのです。

そもそも少子高齢化は文明の進歩と経済の発展の結果ともい言えることであり、先進国なら今後日本と同様にどこででも起こり得る現象です。すなわち問題なのは、少子高齢化という現象ではなくて、それを見越して適切な政策がとられてこなかったことであり、さらに問題なのは、今もなお「無策」であるということです。

問題その2 人ごと、人任せにしてきた国民の意識

自分が病に伏したり、年老いて医療や介護が必要になったときに、どこで生きてどこでどのような死を迎えることが幸せなのか、日本人は自分の頭で考えてきたでしょうか。

自分の望みを実現するために行動してきたと言えるでしょうか。

これまで国がとってきた〝医療・福祉政策〟を「自分ごと」として考えてこなかった多くの日本人の〝意識〟の中に、新しい社会づくりを阻害している原因があると私は感じるようになりました。

戦後の病院医療の台頭と最先端医療の発展が、日本国民に大きく貢献してきたことは間違いありません。よって、日本人の意識が「病院信仰」に置き換えられていくのに、さほど時間はかかりませんでした。国民皆保険とフリーアクセス（国民が自分の判断で自由に医療機関を選択できる体制）といった、日本が世界に誇るべき医療制度

は患者を大病院志向へといざない、一時の老人医療費の無料化は国民に「医療は使い放題」という錯覚も植え付けました。外来の診察も老人は当然無料でしたから、医療機関の待合室はお年寄りの『サロン』と化しました。当時の診療所の待合室におけるお年寄り同士のこのような会話はあまりに有名です。

「○○さん今日は顔が見えないけど、どうしたのかしら？」

「きっと身体の具合でも悪いんじゃないの」

多少のことがあっても、「いずれ国がなんとかしてくれるだろう。お上の言うことを聞いていれば大丈夫」と国民はたかをくくり、自分の問題を人ごとのように考え、自分の命を他人任せにしてきたツケが、今回ってきていると言えるのではないでしょうか。

小栗上野介《おぐりこうずけのすけ》（江戸末期の幕臣）は次のような言葉を残しています。

「一言で国を亡ぼす言葉は『どうにかなろう』の一言なり。幕府が滅亡したるはこの一言なり」

「地域包括ケアシステム」と「地域共生社会」

〝介護の社会化〟を謳い文句にした「介護保険」によって、公的介護サービスが保険でまかなえるようになりました。

しかし、支援を必要とする高齢者が増え続け、支え手となる現役世代は減る一方の社会状況の中で、在宅ケアをサポートするだけの時間とお金に縛られたブツ切りのサービスのみでは、地域で療養する人やその家族が豊かで幸せな生活をつくり上げていくことはできません。それが証拠に、家族介護者のうつ病、虐待、心中、介護殺人などは年々増えていると言われています。

それが明らかになり始めたときに国が次に打ち出した医療福祉の柱が「地域包括ケアシステム」です。介護が必要な高齢者とその家族に対して「住まい」「医療」「介護」「予防」「生活支援」を一体的に提供することで、もっと広く包括的に地域全体で支えていこうという考えです。

そしてさらに、高齢者のみならず、地域に暮らす全ての人たちが世代や立場を超えてお互いに支え合うことで、みんなが幸せに暮らせる「地域共生社会」を実現しようというのです。

端的に言えば、「地域包括ケアシステム」は〝高齢者〟にターゲットを絞ったもので、「地域共生社会」は〝みんな〟に範囲を広げたもの、ということになります。

それではここで、「地域包括ケアシステム」と「地域共生社会」の概要を簡単に整理して表にしてみます。

【地域包括ケアシステム】の構築

⑴開始と目標達成の時期

2005年の介護保険法改訂の中で「地域包括ケアシステム」という用語が初めて使われ、その後、団塊の世代が75歳以上となる2025年での達成を目標に構築が進められてきた。

⑵社会的背景

単に高齢化が進むというだけではなく、認知症高齢者や単身高齢世帯などのさらなる増加が見込まれている。したがって、医療や介護サービス以外にも、在宅生活を継続するための日常的な生活支援(配食・見守りなど)を必要とする方の増加が見込まれる。

⑶目的

地域で療養する全ての高齢者が、健康に関わるサービスを24時間体制で切れ目なく毎日利用できることによって〝住み慣れた地域で自分らしい暮らしを人生の最期まで続けられる〟ための支援体制をつくることを目的とする。

⑷方法

医療機関、施設、行政サービス、民間の介護サービス、さらにＮＰＯや民間企業など多様な事業主体が重層的に連携して協力体制をつくり、加えて地域の自治会、サロン活動、ボランティア、元気な高齢者を含む一般市民も参加し、医療や福祉の専門チームと重層的に連携して弱い高齢者の生活を支援する。

⑸課題

地域包括ケアシステムが構築されたとしても、急速な少子高齢化が生み出した多様で複雑な問題によって制度の狭間に落ち込んだ多くの弱者は見捨てられたまま、社会から取り残されてしまう。

【地域共生社会】の実現

⑴理念

地域に暮らす全ての人たちが共に支えあうことで、住民一人ひとりが生きがいを持って暮らすことのできる社会にする。

⑵提案の時期

2017年2月に「『地域共生社会』の実現に向けて」という文言を厚生労働省が初めて掲げた。

⑶背景

公的な支援を受けにくい以下のような社会状況が増えている。

・老老介護・認認介護(老老介護とは、自宅で高齢者が高齢者を介護している状況、認認介護とは自宅で認知症の人が認知症の人を介護している状況を言う)

・障害を抱える子と要介護の親の同居

・介護離職・生活困窮者・閉じこもり・孤立化・虐待・ごみ屋敷・空き家 etc.

⑷市区町村の役割

・高齢、障害、子どもといった「縦割り」になった各部署の枠を超えたネットワーク体制を強化し、課題を「丸ごと」受け止めて解決に導く。

・自ら相談に行く力がない人から相談を受け付ける体制を整える。

・既存の制度やサービスだけでは排除されてしまう人の、生活や就労を支援する。

・住民が集える拠点と機会をつくる。

⑸住民の意識

・地域住民が「世代や立場を超えてつながる場」に参加する。

・自分が暮らす地域にどのような人が住んでいて、どのような課題があるかを知る。

・地域課題を「他人事」から「我が事」として解決のために動くことで、お互いがお互いを支える。

・支援を必要としていた人自身が、他の誰かを支える側にもなりうるという意識を持つ。

この表にあるような「地域共生社会」という言葉が出てきたとき、会議の席で「何をどうしていいのか、私たちにもわからないのです」と、地域包括ケアシステムの構築に長年手こずっている市役所や地域包括支援センターの職員さんたちが困惑しきっていた表情を今でも忘れることができません。

国が進めている制度・政策の方向性そのものに問題があると考えているわけではありません。むしろその方向にしか未来を切り開く道はないと私は考えています。ただ、その道がデコボコだったり、ぬかるんでいたり、障害物だらけだったとしたら、足元をすくわれた人たちは目的地にたどり着けず人生をあきらめなくてはならなくなります。ですから、この道はどのようにすれば歩きやすくなるのか、みんなが知恵を出し合って、舗装と整備をみんなの手で行なっていくことが大切なのです。

では実際、現場の状況は今現在どうでしょう?

地域包括ケアシステムが機能するためには「在宅医療」がイニシアチブをとらなくてはならない場面が多くなるのですが、認知度も広がりも不十分な「在宅医療」に、その役割を期待できるでしょうか。

介護の面では、地域での療養を支えるヘルパーの人材不足は深刻さを増していますし、施設を利用したくてもある程度の経済力がなければ入所できません。病状が不安定で医療ニーズの高いお年寄りを預かってくれる施設など無いに等しいのが実情ですが、昨今、病院が昔のように高齢者を簡単に入院させてくれなくなっているのも事実です。

先述したように現状は「介護難民」「医療難民」が増加しています。

また、このシステムは切れ目のない連携が信条とも言えますが、その真の意味を理解することができないのか、行政、病院、施設などは「個人情報」と「責任」という名の鎧と兜を身につけて、地域の連携にはほとんど参加してはくれません。

地域包括ケアシステムの構築における障壁

地域包括ケアシステムを構築し、本当の意味で機能させようとしたとき、私は欠けているものが多過ぎると感じています。

なかでも「知識」「資源」「連携」の欠如です。

これらが揃わない限り、地域包括ケアシステムは机上の空論なのです。

(1)『知識』

いったいどれほどの人が地域の現場で展開される医療や介護に関して把握しているでしょうか。一般の市民の方だけでなく、医療や福祉の専門職も、システムをつくった厚生労働省のお役人すら理解が十分とは思えないのです。机上の空論はこのように「無知」をベースにつくられます。

「知は現場にあり」と言います。現場を知ることが、問題解決への第一歩です。現段階で私が「不足している」と感じている〝知識〟を挙げてみます。

〈不足している知識〉

・在宅医療に関する知識
・地域包括ケアシステムや地域共生社会に関する知識
・福祉専門職の医療知識
・医療専門職の福祉や介護についての知識
・多職種間のお互いの役割についての知識
・少子高齢化によって社会に起こっているさまざまな問題についての知識

(2)『資源』

調理で考えてみましょう。食材、台所、調理器具、料理人のうち、ひとつでも欠ければ料理はまずつくれません。

システムも料理と同様、十分な資源が揃わなければ機能しません。地域包括ケアシステムを担う資源とは〝場所〟と〝人〟です。そこで、現段階で私が「不足している」と感じている地域資源を羅列してみます。

〈不足している場所〉

・自宅や施設で高齢者の病状が急変した際にいつでも受け入れしてくれる医療機関
・末期ガンの人がすぐに利用できるホスピス
・24時間365日切れ目なく在宅医療を提供する医療機関
・ガン、難病など医療ニーズの高い患者さんや、認知症や精神疾患で対応の難しい人が利用できる施設や集いの場
・自宅で介護する家族の休養や諸事情のために短期間だけ患者を預かる、いわゆるレスパイトを行なう病院や施設
・看取りのできる介護施設
・サービスや制度の活用について、患者や家族が気軽に相談できる場所

・医療や福祉の専門職が相談できる場所
〈不足している人材〉
・在宅介護を行なうホームヘルパーや施設で働く介護職
・家族介護者
・在宅医療に従事する医師や看護師
・住民からの相談をいつでも受けられる相談員
・医療や福祉の専門職の相談を受けられる人

(3)『連携』

それでは、地域で療養する人たちを支えるための「場」に、知識をしっかり持った「人」がいれば、それで十分なシステムになるでしょうか?

答えは「ノー」です。

実はこれからお伝えする3つ目がもっとも大切だからです。それは『連携』です。地域包括ケアシステムの〝命〟は、「連携によるチームアプローチ」です。

医療やケアの現場の中のチームといえば、病院や施設の中にあるものでした。チームのメンバーは、同じ職場で働く、医師、看護師、リハビリスタッフ、介護職、薬剤師、栄養士、相談員などです。みな同じ職場で働いていますから、それぞれが顔を合わせて患者さんの情報を共有して話し合うことや、一緒に行動することは比較的容易です。時間と空間の共有がスムーズなのです。

では、地域包括ケアシステムにおけるチームはどうでしょうか。

地域の中でチームを形成することは病院や施設のように簡単にはいきません。

その大きな理由は、次の三つです。

①メンバーが所属する組織が異なる
②チームごとに構成メンバーが異なる
③チーム内の連携が脆弱である

この三つの理由をもう少し嚙み砕いて説明してみましょう。

①メンバーが所属する組織が異なる

地域包括ケアシステムにおけるチームは、医療福祉の多くの専門職のみならず、民間の企業や近隣の住民など幅広いメンバーで構成され、メンバーはそれぞれ違う場所から違う時間に同じ患者さんのもとへ訪れます。ですから普段、メンバー同士がお互いの顔を見ながら話をすること自体がまずもって困難なのです。

②チーム毎に構成メンバーが異なる

自宅で療養するお年寄りは、ケアマネジャーを誰にするか、訪問の診療所や訪問看護ステーション、ヘルパーステーションをどこにお願いするかなど、基本的に選択は自由です。ですから、在宅患者さんが100人いれば100パターンの異なるチームが存在するということであり、ひとつとしてまったく同じメンバーで構成されるチームは無いということになります。また、患者さんが施設に入ったり亡くなったりすれば、チームは即解散となります。

③チーム内の連携が脆弱である

病院や施設の中と同じつもりで「しっかり連携してください」と誰がいくら掛け声をかけたところで、①、②で述べたように所属先が違ううえに固定されないメンバーでつくられる〝にわかチーム〟ですから、ほとんど効果はありません。そして、今の制度の中では形式的な特定文書以外に連携の義務はありませんし、有効な連携システムも地域に根付いているとは言えません。

①と②のように、もともと構造上連携困難なシステムであるからこそ、〝連携の意識〟

と〝連携の方法〟が何より重要になってきます。もし、チームの多職種がそれぞれバラバラに動いて支援が嚙み合わなければ、地域で困っている人はもっと困った状況に追い込まれるかもしれないからです。しかし、そのことをチームのメンバーが十分に理解できていないと感じる場面は少なくありません。

それ以前に、このシステムの中で、とくに病院や施設、行政の人たちが、「チームのメンバーの一員である」という自覚がなく、在宅のチームの連携の輪とは別の場所に自分たちが存在していると勘違いしています。それが証拠に、これまで私が、在宅の現場で医療やケアの専門職の多くが有効利用している連携のためのＩＣＴ（情報通信技術）システムの輪に入ってほしいと何度お願いに行っても、「組織として個人情報を扱うＩＣＴの連携システムには入らないことになっています」などと返されてしまいます。厚生労働省が提示している個人情報保護の条件をクリアしているにもかかわらず、一度として連携システム参入の承諾を得た試しが無いのです。

国も多職種協働による「チームアプローチ」がまず基本になければならないことを公然と述べていながら、その具体策にはまったく触れず、連携の脆弱性の改善に力を注ごうとする様子は皆無です。私が国の政策を〝無策〟と断言する理由はここにあります。

こうした連携の難しさに苦慮したケースで、最近ご自宅で看取られていただいた患者さんをご紹介いたします。

☆ヨシキさん（89歳　前立腺ガン）

ヨシキさんは、85歳のときに前立腺ガンと診断され、大学病院に通院しながら治療や検査を続けていました。数年の間にガンは全身に転移して、2020年に入ると自分で立つことすらできなくなり、近くに住むふたりの娘さんが仕事の合間に交代で介護に訪れるようになりました。

介護認定を受けてケアマネジャーが決まり、介護保険を使って地域の訪問看護ステーションに週に一回の訪問看護を、そしてヘルパーステーションに訪問介護を依頼しました。

また、自宅から歩いて2〜3分の距離にある診療所の昔からのかかりつけ医に訪問診療をお願いすることになりました。抗ガン剤の副作用で溶けた歯を診てくれる歯科診療所も、薬を処方してくれる調剤薬局も近くにありました。

こうして、ガンと老衰で介護が必要になったヨシキさんは、「地域包括ケアシステム」に支援される立場となったのです。

ヨシキさんの症状は悪化していきました。食事がだんだん摂れなくなり、両方の太ももから下が腫れ上がり、両脚のあちこちに大きな水膨れができました。身体中に床ずれもできました。

昼休みに看護師さんと一緒に歩いてやってくるかかりつけの内科医は「病気が病気ですし、年齢を考えても今の病状は仕方ないですね。これ以上できることはありません。皮膚の症状は私の専門外なので皮膚科へ行って診てもらってください」と、相談できる雰囲気ではなく、10分以内には診察を終えて処方箋を置いて帰っていくのが常だったそうです。

ベッドからポータブルトイレへ介助で移すことさえ難しいほど筋力の落ちたヨシキさんは、近所の皮膚科にすら通院困難な状態になっていましたから、ご家族はこれからどうしていけばいいのか途方に暮れてしまいました。

そんな状況のなかで、私はケアマネジャーから、今の主治医に代わってヨシキさんの在宅のかかりつけ医になってほしいとの依頼を受けました。

２０２０年3月14日、私はヨシキさんのご自宅を初回往診のために訪ね、まずいちばん困っているという皮膚の状態を診察しました。水が滲み出てくるくらい両脚はパンパンにむくみ、大小の水疱と潰瘍が多数認められました。

とりあえず簡単な処置を行なったあと軟膏を処方し、ご家族に説明と指導を行ない、クリニックに戻ってから訪問看護師に連絡しました。そして2日後に再度往診しました。

その日は皮膚の処置だけで2時間以上かかり、そのほかの診察や説明を含めると3時間近くの時間を費やしました。ちなみに診察が10分で終わっても、3時間かかっても、私たち診療所が得られる報酬はほとんど変わりません。

ここで私は、かなり重症な皮膚の治療を行なうには、しばらく医師か看護師の連日の処置が必要であると判断しました。訪問看護ステーションに確認したうえで、私はケアマネジャーにこう進言しました。

「ヨシキさんは末期ガンですから、訪問看護は医療保険に切り替えられます。そうすれば看護師もほぼ制限なく毎日でも皮膚の処置のために訪問できます。ヨシキさんの場合には介護保険が3割負担で医療保険が1割負担です。医療保険を利用できると経済的な負担も減りますし、その分介護保険の利用枠が広がり、他のサービスを介護保険で賄えることになります」

経済的負担が大変だということを娘さんから聞かされていた私は、そんな説明をこんこんとケアマネジャーにしました。「わかりました」と答えたケアマネジャーは、訪問看護師と一緒に何度か説明に訪れて、ご家族の納得を得ることができました。後日、ヨシキさんの娘さんは「とても助かりました」と感謝を述べられました。

皮膚の状態以外にも症状がありました。2回目の訪問のとき、水様便が1日5回も6回もあり、肛門がただれて痛みがあるため、ご家族は毎回のオムツ交換が大変なことに。そして、血圧が低くてボォーとしていることが多いということでした。これは、前の主治医から出されていた2種類の下剤と4種類の血圧降下剤を全てやめることで解決しました。当院の訪問歯科を導入して、歯の痛みに対する治療と食事の指導も行ないました。

私がもっとも困ったのは、前立腺ガンの経過、これまでの治療内容、専門医による現在の診断と今後の治療方針などがまったくわからないことでした。前の在宅主治医からいただいた引き継ぎのための情報提供書には「前立腺ガン」という病名以外には、一言も記載がなかったのです。

私は娘さんにこう伝えました。

「前立腺ガンについて詳しい情報が必要なので、大学病院の主治医から情報をいただきたいのです」

数日後、娘さんから報告がありました。

「大学病院の外来の看護師さんに電話をしたら、『本人を連れてこなければ情報は渡せません。それが決まりです』と言われました。仕方がないので会社を休んで父を連れて行こうと思います」

「そんな必要はありません。お父さんの今の状態では外出は無理です。ガンのことも自宅で私がきちんと診ますし、必要なら抗ガン剤の注射もやります。コロナのこともありますし、今は病院に行くことはかえってデメリットのほうが大きいと思います。何より娘さんも毎日の介護で疲れておられます。私が病院に電話して、主治医から情報提供書を書いてもらうようにお願いしますから大丈夫ですよ」

その日のうちに私は、大学病院の医療連携室のMSWに電話して事情を話し、泌尿器科の主治医に情報提供してもらえるようにお願いしました。同時に、現在のヨシキさんの病状と在宅の状況を書いて依頼文書をその医師にすぐFAXし、郵送もしました。

数日後訪問したとき、そのことを伝えると、娘さんはこう仰いました。

「夫にも相談しましたが、病院の言うとおりにしないと、いざというときに診てもらえない気がするのです。ですから何とか連れて行けるように車も手配しました」

「そうですか、わかりました。ただどうしても病院に受診しないと心配ということであれば、お父さんは自宅に残して娘さんが代理受診という形で先生と話をしてくださ い」

ヨシキさんの病院受診の必要性はまったくないと確信していた私は説得しました。

いずれにしてもこうして、前立腺ガンに関しては、ようやく専門の担当医師から詳しい情報を得ることができました。それを整理したうえで、内科、泌尿器科、歯科、訪問看護の連携をはかり、医療体制を整えることができました。

たとえば、毎日の処置に加え、ベッドのマットの交換や食事、リハビリの工夫などできるかぎり手を尽くしましたが、水疱、潰瘍、床ずれ、脚のむくみなど皮膚の状態はなかなか改善しませんでした。そこで私は、皮膚科、形成外科、フットケアを標榜し、褥瘡治療も専門である、地域のＴＯＷＮ訪問診療所の院長に電話をして皮膚症状に対する往診をお願いしました。

私が在宅かかりつけ医に代わって約一月半経った日の夜中、ヨシキさんは多くのご家族に見守られてご自宅で息をひきとられました。

死亡確認が終わって駐車場に向かう私に、わざわざ外に出て見送ってくださった娘さんおふたりは、私が車に乗って出発するまで、玄関先から私に向かって何度も何度も頭を下げられました。

ヨシキさんの医療や介護に関する問題を整理してみました。

・在宅かかりつけ医が在宅医療での役割やシステムを理解していない

・在宅かかりつけ医が患者に真剣に向き合わない

・看護師は医師の指示のもとでしか動かず、目の前の役割しかこなさない
・病院の無知、無理解
・患者は病院の人質という家族の意識
・ケアマネジャーの医療に関する知識不足。
・ケアマネジャーが医療と介護の連携なしでは生活は支えられないことを理解せず、ICT連携を拒否する。
・病気が進行すれば、ケアマネジャーの姿は見えなくなる。
・地域包括ケアシステムの中で医療や福祉の専門職以外の支援などとつながる糸口がまったく見えない。

以上のことを踏まえて、重複にはなりますが大切な部分ですので、連携の問題に関して整理して次頁の表にまとめてみました。

⑶医療と介護の連携不足がもたらすもの

・病院の医師が患者の在宅での生活や介護の内容を理解しないため、長い目で見たとき、医療そのものが患者の人生にとって不利益になる場合がある
・医療知識の乏しいケアネジャーでは医療と介護の連携からなるチームを適確にまとめ上げることは困難である
・医療者が介護に関する知識を十分に持たないため、誤った医療を行なう場面が出てくる
・介護職が医療に関する知識を十分に持たないため、誤ったケアを行なう場面が出てくる
・施設が連携に参加しないことによって患者の生活像全体が見えづらくなり、医療を提供するうえで大切なポイントを見落とす可能性が出てくる

⑷医療や福祉の専門家チームとその他の団体との連携不足がもたらすもの

自治会、民生委員、老人クラブ、NPO団体、ボランティア団体、一般企業などが、どの部分にどのように関わればいいのかがわからないことで、地域包括ケアシステムの中で機能しない

⑸住民との連携不足がもたらすもの

地域共生社会の実現を目指す際のもっとも大きな障害となる

⑴地域の中の連携の難しさ

・連携の基盤となる「顔の見える関係」が地域の中ではつくりにくい
・患者の生活支援を行なう在宅チームの連携の輪に、病院、施設、行政がほとんど参加しない
・多職種間で必要な情報の共有や話し合う機会を確保することが義務化されていないため、不完全な連携がまかり通る
・多職種間で自分以外の職種の専門性や役割について理解する意識がお互いに欠けている
・医師（とくに病院）の敷居が高く、ケアマネジャーやヘルパーなど他の職種が医師と連携をとりづらい
・病棟医師と在宅医、病院看護師と訪問看護師など、同職種であっても交流や情報共有が不十分である
・他職種・他機関との連携のために義務付けられた書類は、形式的で量が膨大であり、必要なポイントがわかりにくく連携には役立たないことが多い
・地域連携に極めて有効な多職種間のICTの活用は義務化されていないため、十分な連携に至らない
・NPOや民間企業、一般の住民などが連携の輪に加わることは、個人情報のこともあり今の制度内では極めて困難である

⑵病院医療と在宅医療の連携不足がもたらすもの

・病院の医療者が、在宅医療でできることを把握していないため、患者を自宅へ戻さない
・医師によって治療方針や終末期医療に関する考え方が一致せず、患者側が混乱する
・退院前カンファレンス開催の必要性を病院側が理解しないため、情報が不十分なまま在宅側が受け入れざるを得ない

在宅チームの連携を強化するために

チームのあり方をラグビーの例で考えてみます。

ラグビーは1チーム15人のプレイヤーで行なうスポーツで、身体が大きくパワフルな選手、小さくても器用な選手、とびきり足の速い選手など、ポジションによって特性や役割が異なるのが特徴です。この個性豊かな選手たちがひとつにまとまったときに初めてチームが機能します。

2019年のラグビーワールドカップで日本チームが合言葉として用いた『ワンチーム』という言葉は記憶に新しいところです。〝全員が力を合わせ一丸となる〟という意味なのですが、その日本代表のある選手が「ワンチームは一日にしてならず」と表現していました。何年もかけて厳しい練習と話し合いを行ない、寝食を共にしながら家族同様の関係をつくる。そうして一体化してきたからこそ、最終的には試合中に自分の動きでチームメイトがどう動くか、感覚でわかるくらいのチームになったといいます。

その結果、他国に比べて身体の小さい日本チームには不可能と言われていたワールドカップベスト8という目標を達成しました。どれだけ一人ひとりの能力やスキルが高くても、チームは強くはならないのです。

地域包括ケアシステムの構築には、個の力にも増してチームとしてのパフォーマンスが重要です。本当の意味でチームが機能するためには、メンバー全員のつながりが形式的で表面的なものではなく、同じ目的のもとに結束し集合意識としてひとつにならなくてはならないからです。

ここで、私の患者さんが書いたお手紙をご紹介したいと思います。

◇◇◇◇◇◇◇◇◇◇◇◇

私は70代の一人暮らしをしている女性です。

介護保険の認定とショートステイの現状についての要望です。私がこの手紙を書く事は難しいので代筆をお願いしました。そこまでして書こうと決めたので、けっして無駄にしないでください。

私は9年前に肝ガンをわずらい、片肺（右）を全摘しております。膿胸《のうきょう》も発症し体力も落ち、酸素吸入がないと生活できません。毎日、朝昼晩と3回ヘルパーさんに入ってもらい、リハビリも週2回入らなければいけません。昨年6月には、大腿骨も骨折しました。

先日、今年度の介護認定を受けたところ、要介護5から要介護4に落とされてしまいました。不服申し立てをし、再度認定をお願いしたところ、さらに要介護3に落とされてしまいました。

私は酸素吸入を使用していますが、トイレだけは一人で行きたいと思っているので、なんとかトイレまでは杖をつき歩いて行っております。しかし、介護認定では一人でトイレに行ける人は要介護5にはできない決まりになっていると言い、まったくとり合ってもいただけませんでした。

かかりつけの医師からも要介護5の認定がなければ生活は困難であると言われています。足に水がたまり痛みをがまんしながら、やっとの思いでトイレに行っている現状です。一人暮らしでトイレに一人で行けなくなれば生活していけませんので、なんとか行っています。

しかし、市役所の方は「国の規則で定めてあるのでどうすることもできません」と言われました。あなた方は、私たちのような障害を持って生活をしている人間がどんな思いで生活しているか、どんなに苦しいのか、まったくわからず一方的に規則にのっとり机上のやりとりで要介護認定を取り決めている。そのことに何の疑問もなく事務的に仕事をしているにすぎません。心がなさすぎます。

私はリハビリなどのため入院することも多く、一人暮らしをしているためショートステイも月2週間ほど、利用しています。病院やショートステイの施設で感じることは、介護、看護する人が本当に人員不足だということです。職員が少ないので、しょうがないのかもしれませんが、たとえば介護があれば自力でトイレに行くことができる人も、オムツを使用するためかえって自力で何もできなくなってしまいます。また、病院などでは入院患者の口腔ケアなども満足に行き届かず、ボケ症状が進行している人もたくさん見受けられます。

こんな状況を国はわかっているのでしょうか？　国からの指導もなくこのままの状態を続けていけば施設や病院は要介護5の人で一杯になってしまうと思います。

高齢者を持つ家族は大変かもしれませんが、やはり協力し介護に手を貸すことも必要だと思います。今はちょっと歩けなければ車イス、トイレはオムツ、家族が大変になれば、すぐに施設や病院に入れてしまいます。こうした現状を踏まえて、もう少し元気なときから、動けなくなる前の対策を家族の協力も含め皆で真剣に議論するべきと思います。

病院の看護師の方や介護施設の職員の方は、皆さん本当によくがんばってやってくれていると思います。家に来くれているヘルペーさんも、暑い中でも冬の寒い中でもやってきてくれて本当に感謝しております。このような方々の待遇をもっともっと向上させて働きやすい環境を整えていけば、介護に従事する人も増えると思います。

残念ながら現在は人員不足などで介護の質はいちじるしく低下しております。もっともっと介護や看護に携わる方々の賃金などの待遇を向上させ人員を増やすよう、お願い申し上げます。

私は医師から、動けなくなり車イスになるのも時間の問題だと言われています。私が完全に寝たきりになったとき、介護の援助があればトイレに行けるのにオムツをつけられたり、口腔ケアも満足に受けられなかったりするような環境に置かれるのは絶対に嫌です。どうか心ある介護、看護の環境を整えていただきたいと強く要望致します。

私は一日中ベッドの上で寝ている状況です。一人ではどこへも行けません。まだまだ手紙では書き切れないことがたくさんあります。ぜひ、担当部署の方に直訴したいと思っておりますので、直接話を聞いていただきたいと願っております。よろしくお願いいたします。

◇◇◇◇◇◇◇◇◇◇◇◇

地域包括ケアシステムの核となる施設が必要

「2025年問題」という言葉が2014年の流行語大賞にノミネートされて、はや6年が経過しました。

在宅医療に携わるようになって以来私は、病気や障害を持つことになった人と、その人を介護する家族が、不安の中で生活している姿をしばしば目の当たりにしてきました。2025年問題が指摘されたあとも改善の兆しは見えず、制度の隙間に落ち込んでいく人たちの上には蓋が置かれ、あたかもそのような人は存在しないがごとく社会活動が展開されるのを見るにつけ、果たして日本という国は本気で問題解決に取り組む気があるのだろうかと感じる、それは私だけでしょうか。

高齢化や少子化が加速していく社会において、誰ひとり取り残すことなく、人々が幸せに暮らし続けられるためには何が必要なのか、病んでいる人や老いていく人にとっての「不安」とはどのようなものでどうすれば解消できるのか、絶望し諦めて死んでいく人たちを救うためには何が必要なのか、長きにわたり在宅医療を実践する中で、これらのことが私の頭から離れることは決してありませんでした。

私は医師としての本職に加えて、福祉的な仕事にも取り組みました。団体を立ち上げ、情報の収集や発信ができる場や誰もが集える場をつくったり、お祭りやスポーツ大会など様々なイベントや講演会、勉強会などの活動も行なってはみましたが、空回りするばかりで大きな広がりは見せませんでした。高齢化の問題は多岐にわたり複雑に絡み合い、さらに新たな問題を引き寄せます。したがって全体を把握しようといくら頑張っても、ひとりの人間に見えるものは一部でしかなく、その部分に単独で働きかけたところで全体の大きな流れを止めることも変えることもできないという事実を私は突きつけられただけでした。

これまで述べてきたことの繰り返しになりますが、老いることが不幸せの階段を上ることと同義になることなく、年をとっても豊かに幸せに暮らし続けられる社会を築き上げていくためには、地域共生社会の実現は不可欠です。そのためには、何よりもまず地域包括ケアシステムというしっかりとした土台が構築され、まっとうに機能することが必要とされます。このシステムの中核をなすのはひとりの患者さんに関わる多職種で構成されるチームであり、そのチームの結束力がシステムの機能性に直結します。しかし、地域包括システムを動かす組織や事業体は、離れた場所に存在しており、それぞれに所属するメンバー同士が顔を合わせて話をしたことがないばかりか、チームに自分以外のどんなメンバーがいるのかも知らず、もっと言えば本人自身がチームに所属していることすら認識していない場合も珍しくありません。そのうえ、システムの中には、連携に参加しないメンバーを監督し導く人もいなければ、それぞれが好き勝手な方向を向いてバラバラに行動したとしても、それを実際に修正する方法も仕組みもありません。

この最大の欠点が改善されない限り、やがてシステムは機能不全を露呈し、在宅医療は、その信頼すら得ることも困難となります。地域は変わることなく元の木阿弥に戻り、病院依存から抜け出せないことでチャンスを逃した多くの人たちが、人生の最も大切な時間の幸せを掴めないまま死んでいく。そんな世の中を受け入れることが、私にはどうしてもできないのです。

チーム内の異なる職種を何とかつなごうと、これまで私は思いつくことは何でも実行してきました。病院へ行って相談員や医師、看護師などから情報を集めたり、地域の診療所、ケアマネジャーの事業所、訪問看護ステーションなどを訪ねて問題点を整理したり、医師会や市役所で話し合いを開かせてもらったりということは普通にやってきました。地域包括支援センター、保健所、都庁まで出向いたり、チームのメンバーを誘って食事会を開催したこともあります。

しかし、このように本来自分がやるべき仕事ではないことまでやってしまうと、責任の所在が曖昧化し、動くべき人が動かず、考えるべき人が考えなくなります。独断かつ単独で行なわれる行動は、広い視野と長い目で見れば、かえってチームを硬直化させ機能性を失わせてしまうことに、あるとき私は気が付きました。

そこで私は、違う方法で地域包括ケアシステムの欠点を補う最も効率的な方法を模索することにしました。そして最終的に当たり前の結論にたどり着きました。それは、「チームのメンバーの全てが、システムの欠点を自覚し、欠点の克服に努める」ということです。

サッカーでも野球でも、この作業が重要です。いわんや人の人生や命を左右する地域包括ケアシステムにおいては尚更です。

地域包括ケアシステムとは、文字通り「地域がひとつにまとまってお年寄りのケアを完結する」仕組みです。しかし、病院や施設などの箱ものをつくることに目が行き過ぎて、地域における人的なネットワークの大切さが見過ごされてきた日本の医療や福祉の歴史を考えれば、このシステムが謳う多職種連携を、基本的な地盤ができていない「地域」にいきなり放り投げても、何もできずに現場が戸惑うのは当然です。かといって地域の地盤固めをするには何十年もの年月が必要ですから現実的ではありません。

では、どうすればいいか？

チームがひとつになりにくい最も大きな要因は、コミュニケーション不足です。

そこで私は、地域包括ケアシステムにかかわる全ての人たちが、書類などの形式のみでなく、実際に顔が見えて声が届く距離でコミュニケーションがとれる〝場〟がそれぞれの地域の一角に必要なのではないかと考えました。そして、既存のものや現在の制度内のものでは対応不可能との結論に至りました。私が頭に描いた絵は、地域包括ケアシステムの核である『連携』の強化を担う実験的モデル施設です。表にあるのは、この施設の特徴や役割などについて、現時点での私の提案として整理したものです。

このモデル施設は、世界で初めて超高齢社会を迎えた日本はもちろん、人類の未来への道しるべとしての役割をも担っていることを意識し、その使命を果たすべく設立されなくてはならないと考えています。

「地域包括ケアシステム・連携モデル研究センター構想」

⑴地域の医療・福祉に関与するすべての職種の組織や団体を束ねる出張所や窓口を施設内に置く。それによって以下のような機能や効果が期待できる。

・専門職間の垣根を取り払い、意見を出し合い、コミュニケーションを活性化する
・現場の問題や課題を集約、整理して全体像を把握する
・地域の問題をみんなで解決するなかで、連携のノウハウを取得する
・〝患者を救う〟そのことの本当の意味を多職種間の『連携』のなかで摑み取る
・〝支える人〟を支えるシステムを構築し、各職種が働きやすく、働き甲斐のある地域にする
・通院困難となった患者さんに質の高い医療を提供するため、あらゆる科の専門医が往診できるシステムを構築する
・人材が不足している現場の医療職や介護職の雇用を促す働きをする

⑵行政を中心に据える。それによって以下のような機能や効果が期待できる。

・地域包括ケアシステムの運営主体である市区町村が舵取りをすれば、地域全体が動きやすくなる
・公的な病院や施設、保健所などは、行政からの要請であれば地域連携に参加しやすい
・厚生労働省につながりやすく、制度の改正などに役立てることができる
・内閣府に対して、構造改革特別区域計画としての認定の申請が可能になる

⑶生活する場所を探すための拠点にする。それによって以下のような機能や効果が期待できる。

・行き場がなかったり、他では受け入れが困難だったりするために病院か

ら退院させられないような人を預かる機能を持たせる

・一旦受け入れた人に関する問題点を整理し、解決したうえで次の生活の場を提供する
・施設入所中に、本人が自分の役割や生きがいを見出せるようなアプローチを心がける
・空家などを利用した終の棲家を、行政主導で地域につくりあげていく
・患者さん本人の意思や希望がもっとも大切であることを証明する
・「死」が病院の中だけでなく、地域全体で受け入れられる仕組みと意識をつくり上げていく

⑷住民が集う場として利用する。それによって以下のような機能や効果が期待できる。

・地域包括ケアシステムで求められている、自治会やＮＰＯ、ボランティア、民間企業、地域住民などの参画をサポートする
・専門という壁を取り除き、他では持ちにくい専門職と一般市民との接点をつくる
・子どもから高齢者まで世代を超えた交流の場として、さまざまな活動を行なう
・病気や障がいのあるなしや、「支える人」と「支えられる人」といった垣根を取り払い、人間と人間が交流することの大切さを伝える

⑸総合的な学びの場として利用する。それによって以下のような機能や効果が期待できる。

・医療職が介護保険やケアの実践について学ぶ
・介護職が医療の知識と医療的な行為について学ぶ
・普段は在宅の現場を見ることのない職種の人たちに在宅医療に同行してもらう
・すべての人が、「生」や「死」といった人間的·哲学的な教育を受ける
・すべての人が、社会の全体像と地域に起こっている問題を理解し、自分の役割を考える
・一人ひとりの知識とスキルを上げることで、システム全体の質を高める

コラム

〈満身創痍の在宅専門医〉25回目の結婚記念日に大量に吐血

今でもぞっとする過去最大の出来事は、夜中の往診が続き、寝不足で車を運転していたその日、一瞬意識が朦朧として、私が運転する車の横転事故を起こしてしまったことです。幸い怪我人はなく、私も奇跡的に無傷でした。レッカーで運ばれていく左半分がペチャンコとなった車を呆然と眺めていると、

「運がよかったですね。車が反対の運転席側に横転していたら即死でしたよ」

とその場にいた警官から言われ、背筋が凍る思いをしました。

それから、眠気対策として、コマーシャルなどでよく耳にするカフェイン入りのドリンクを飲むようになったのですが、今度はそれが災いする事件（？）を起こすことに……。

それは、25回目の結婚記念日のこと。数日前から妻と二人で夜の食事の約束をしていました。この日は緊急のコールもなく、クリニックのスタッフの協力もあり、いつもより早めに仕事を切り上げることができたのですが、自宅に着いてから急な腹痛で動けなくなってしまいました。それでも何とか食事に出かけようと準備をし始

めた矢先、突然、大量に吐血しました。

腰痛治療のために服用していた消炎鎮痛剤にカフェインを連続飲用したことと、何より多忙を極めた仕事のストレスが重なったことで発症した多発性胃潰瘍でした。

当然のこと緊急入院となったのですが、入院中であっても遠慮なくかかってくる仕事の電話や送られてくるメールに対応する私の姿を見て、妻は呆れ顔。その悲しげな横顔をちらりと見ると、私の腹がまたシクシクと痛みます。

しかし、数日後に私が代表をしている団体が主催する講演会が迫っていて、どうしても穴を開けることはできません。家族の反対を押し切って、予定よりも早い退院をお願いして何とか出席は叶いましたが、周囲を冷や冷やさせたものでした。

今更説明することでもありませんが、在宅医療専門の診療所に常勤の医師がひとりしかいないということは、日勤と夜勤の両方を休むことなく毎日続けるということです。自分が経営者であれば誰にも文句を言えないのは当然ですが、なんと言っても在宅医が少ないのが現状です。もっと多くの若いドクターが在宅医療に興味を持ってほしいと心から願っています。

5章

患者さんに一貫して寄り添う伴走者が必要！

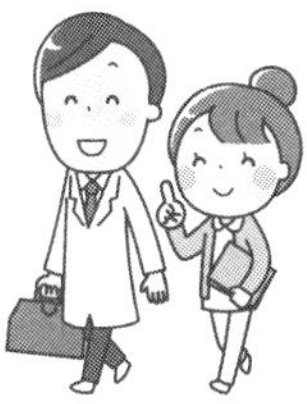

誰にでも幸せな生き方を選べるように、誰にでも幸せな死に方を選択する自由があります。しかし、それがなかなか叶わないという現実も、残念ながら今の社会にはあります。その事実を正しく認識したうえで、では、どうしたらいいのかを私たちは考えていくことが必要です。この本が、そのキッカケになればと思い地域の仲間を呼んで鼎談《ていだん》を行ないました。

メディカルソーシャルワーカーの石井いほりさんと、ケアマネジャーの麻生喜美江さんに参加していただき、患者さんに寄り添う医療と福祉のあり方について探りました。

患者さん本人の幸せとどう向き合うか

司会　東郷先生から見て、今、医療と福祉の現場ではどのようなことが起きているのでしょうか。

東郷　4章で患者さんが書いた手紙を紹介しましたが、行政も、ケアマネやヘルパー、医療者、施設も、患者さんの目線から見ると、本当に必要としていることをしてくれていないと訴えています。

事実、私が在宅医療でいくら頑張っても、患者さんからするとＱＯＬ（生活の質）は、なかなか上がっていかないんですね。どこがおかしいのか、何が足りないのかを患者さんと医療従事者が一緒に考えて、互いに連携しながら環境を整えていくことが必要なんですが、日本ではまだ、そのことを真剣に考える土壌ができていないし、たとえば、お手紙の方のような声はますます切り捨てられていく感じです。

国や地方自治体は、この方のような訴えを聞いたとしても、何も行動しようとはしません。こうした状況を変えていくには結局、私たち一人ひとりが気づいて、身近なところから変えようとするしかないのではないかと思っています。自分や家族が病気になって困ってからでは、間に合わないんです。

まだ元気でいるうちに、この社会を変えていこうと真剣に思わないかぎり、何も変わらないんですよ。どんな小さな力でも、それを結集させて地域社会から動かしていかないと日本の未来はない、というか、沈んでいくのではないかと危惧しています。

厚生労働省は基本コンセプトとして「地域共生社会」の実現を掲げていますが、それは机上の空論なわけです。私が取り組んでいる在宅医療の現場を見ても、共生どころか患者さんに関係する専門職の人たちの連携さえうまくできていません。そしてその結果、行き場のない患者さんが増え続けています。

じゃあ、その患者さんたちはどうするのってなったら、すいませんが早く死んでくださいという話になるわけです。

司会　本日は、東郷先生（著者）のほかに、石井さん（MSW　メディカルソーシャルワーカー）と麻生さん（ケアマネジャー）にも来ていただいております。石井さんは、MSWとして現状について、どう思われますか。

石井　私は医療介護の分野で仕事をしてきましたが、「長生きしても、この方はなんで幸せじゃないのだろう」ということに、いつも引っかかっていました。

私が、新宿区の生活福祉施設で働いていたときは、地位もない、名誉もない、お金もない、身寄りもない、そんな人でも死ぬときは「自分の人生、まんざらでもなかった」とニヤっと笑ってほしい、誰かが真剣に関わってくれたという実感をもってほしいと思いながら取り組んでいました。

司会　皆が、最後に幸せな死を迎えるために、周りはどうサポートしたらいいのでしょうか。

石井　あるケースですけど、誤嚥性肺炎をくり返す患者さんの息子さんが、高齢のお父さんは誤嚥が多いので、声門閉鎖術という手術をしたいとおっしゃってきました。でも、この手術をすると、預かってくれる施設が見つからないので、どこか受け入れてくれるところはないでしょうかと相談してこられたのです。

この手術は「誤嚥防止術」と呼ばれるもので、気道と食道を完全に分離します。それによって絶対に誤嚥はしなくなりますが、発声機能は失われ、コミュニケーションが取れなくなるんです。

お父様は何を望んでいるのか、息子さんはお父様とどう関わっていきたいのか、相談を受けながら、お父様の幸せってなんだろうと思いました。

司会　ご家族も、患者さん本人の幸せを望んでいるはずなのに、どうすることが正解なのか、判断が難しいですよね。

東郷　誤嚥しないように手術をして延命することを選んだのに、呼吸器が付いてしまうと施設は受け入れてくれない。延命で幸せになったはずなのに、その後の生き方の選択肢が減って、じつは幸せではなくなってしまうんですね。

こういうことはよくあることで、患者さんと、ご家族や周囲の関係者との情報共有がちゃんとできていないことから起きてしまうんですね。

司会　それは医療従事者と介護従事者間の情報共有がうまくいっていないからだと思いますが、両者が患者さんを中心に情報を共有して一貫したアドバイスをすることは難しいのでしょうか。

麻生　たとえばケアマネジャー（以下ケアマネ）が医療的な情報も踏まえて患者さんやご家族にどこまで丁寧な説明をしているのか、ケースによってかなり違ってくると思います。

在宅のケアマネは、患者さんが在宅生活ではなく施設に入所したり、長期に入院して医療保険に移ったりすると、いったん担当を外れるような形になります。制度上の話ですが、その月に在宅サービスが発生していないときは、給付対象から外れるような仕組みになっているんです。

入院してから退院までは病院のＭＳＷさんが調整の担当になります。先ほどの方のように、手術を受けることが病院で確定していて、その後、療養型施設などへの入居を考えているような場合は、在宅のケアマネではなく、病院のＭＳＷさんとご家族との相談になるかと思います。

そういった場合、患者さんに対してどうしたら一貫したマネージメントができるかが問題になることがありますね。医療と介護の連携という点でも、なかなか難しいところです。

東郷　たとえば病院から「在宅には移行できません」と言われた場合、ケアマネは関わりようがないということですか。

麻生　そうですね。病院からだけではなく、ご家族からも「もう家では見られないので施設に入所します」と言われる場合があります。そのような場合にも、在宅のケアマネは担当から外れてしまいます。

司会　ここからは少し話が変わりますが、在宅医療の利用はうまく行なわれているのでしょうか。たとえば、先ほどの患者さんのように手術をして呼吸器が付いている方は、在宅で過ごすことは本当にできないのですか。

東郷　いえ、できますよ。ところが、気管切開していたら「家に帰れませんよ」というように、病院のドクターや看護師、ＭＳＷが言ってしまうケースが多いのです。病院側に、人工呼吸器が付いていても在宅医療は可能だという知識がないために、患者さんを家に帰せないと信じ込んでいるんですね。

病院関係者がそのことを知るための仕組みはないし、教育もされていないので、知らないままになっているんです。ましてや、一般の人は、病院で「家には帰れないですね」と言われたら、そう思ってしまいますよね。

司会　では、患者さんが家に帰るにはどうしたらいいのでしょうか。

東郷　患者さんが家に帰ろうとしたとき、どこに問題があるのか、どんなサービスが必要なのかを患者さんと一緒に考えながら対処する、といった丁寧な支援が行なわれていないところに問題があるんです。それには手間が増えますが、そんなに難しいことではないんですよ。

しかも在宅医療に対しては、病院の医師やスタッフはどちらかというとマイナス面にばかり目を奪われやすいんです。それは、やはり在宅の現場を知らないからだと思います。

麻生　確かに病院の先生方にとっては、医療面からすると、病院で治療を行なうほうが100点に近いと思います。しかし在宅では病院のようにはいかないからこそ、それぞれのご家庭で環境に応じていろんな工夫をしています。何より患者さんの立場に立ってトータルに考えることで、在宅でもバランスがとれた対応ができるのだと思います。

石井　ＭＳＷの立場で感じるのは、医療と介護って目標とスピードが違うんだと思います。

たとえば、「これこれで手術しますから、明日までにどうするか決めてください」とご家族に言うとき、医療はスピード感を重視することが多いのです。でも福祉の立場では、患者さんの揺れる気持ちにできるだけ沿ってゆっくり対応しますよね。そして、患者さんが生きていくために必要な生活環境を整えることを目標にしますよね。

在宅っていうのは、医療だけじゃなくて療養といった面も大きいですから、そのことを医療側と福祉側がお互いに理解し合わないと上手くいかないだろうなと思うんです。

司会　病院、施設、在宅の間で患者さんが移動していく場合、医療者や介護福祉の専門家が患者さんを中心にトータルに関わっていくことは難しいのでしょうか。

東郷　私は在宅医として関わっていますが、５年以上診続けている患者さんも多いんです。そこまで付き合うと、その方の性格を含む細部と全体像が見えてくるわけです。

たとえば薬を処方する場合でも、ただ単に教科書的に処方するのではなく、この人には、この薬は効くけどこっちの薬は効かないとか、この時間帯の薬は飲み忘れするとか、今こういった家族関係や精神状態だからこの薬がいいとか、細かいことまで本当にわかるんですね。

医療だけではないですね。ケアマネさんにしてもヘルパーさんにしても、みんなで情報を共有していくと、その患者さんのことがもっともっとわかってきます。

でも、入院して自宅に帰れなくなったり、施設に入所したりした場合には関係性がプチっと切れてしまいます。その場合は、その患者さんを初めて診る施設のドクターに患者さんを委ねることになりますが、できれば、その施設のチームに私たち在宅医が加わることで継続して患者さんに関わることができれば、そのほうがいいのですが。

実際は、施設に入所した患者さんはその施設のドクターが診るという決まりがあるために、こちらで対応しますと言われてしまうと、それ以上関わることはできません。

司会　その患者さんの情報を施設に提供することはできないのですか。

東郷　診療情報提供書という書類を出しますね。でも、そこに書けるのは病名と症状の経過や検査結果、治療経過、現在の処方内容といったことだけです。この患者さんはこんなキャラクターで、このような状態のときにはこんな言葉がけで明るくなりますとかは書けないですもんね。

病院や施設に入った人が、たとえば認知症で、突然環境とか医師とかが変わって不穏状態になって騒いだりすると、「認知症でうるさい人」というレッテルを貼られ、薬で寝たきりにさせられてしまうこともありますし、どんどん症状が悪化していくこともあります。こんな不幸な図式があるのに誰も不思議に思わないし、そもそもその人が幸せかどうかなんて真剣に考えない。

患者さんに寄り添う伴走者は誰か

司会　よく「患者さんの気持ちが大切だ」と言われますが、病院のスタッフやケアマネなど多くの方と接しながら、患者さんは自分の気持ちを整理できていくものなのでしょうか。

石井　先日、20種類くらい病名が付いている高齢の方が病院の先生から、「整形外科で手術したほうがいい」と言われたということで、相談に来られました。

ご本人は先生の言うことを信じているのですが、身体の状態から考えて、本当にその選択がいいのかと思い、「その方の状態をよく把握しているかかりつけの医師の意見を聞いてください」ってお伝えしたのです。ところが、その方がかかっていた先生方は、専門分野以外のことはよくわからないらしく、最終的にはケアマネさんと一緒にその方からの傾聴を重ねて、ご本人が納得できる考えを探っていきました。

この方にはたくさんの先生方が関わっていたのですが、トータルにその方と伴走している立場の人がいなくて、非常に困ってしまいました。

司会　在宅などの患者さんの場合、専門職チームのプロデューサーって誰なのでしょうか。

（ここで不思議なことが起こりました。ケアマネの麻生さんは東郷先生だと言い、MSWの石井さんと東郷先生は麻生さんだと言います）

麻生　在宅医療においてはもちろん在宅の医師です。先生方がいなければ何も始まりません。でも本当のプロデューサーは、患者さんの本音をいちばん聞けている人だと思うのです。

それはヘルパーさんだったり、訪問看護師さんだったり、他の専門職の方だったりします。私はそこを見極めて、その方に「よろしくお願いしますね」とお伝えしています。

石井　全体を把握して見極めるという点では、やはりケアマネさんがプロデューサーだと思います。

司会　すべてのケアマネさんが、麻生さんのようなコンダクターの役割をしているのですか。

一同　う〜ん（笑）

東郷　なるほど。患者さんとしっかり関係性を築ける人をチームの中心にすると、全体がうまく機能するようになりますね。麻生さんは、それができていますね。でも、同じケアマネさんでも、そうでない場合もあるかな？

麻生　ケアマネジャーって、黒子なんです。一切、手は出さないんです。訪看さんやPT（理学療法士）さん、OT（作業療法士）さん、ヘルパーさんは患者さんをケアしたり、専門技術を提供したりするんですが、ケアマネはそういったことは何も提供しないのです。相談援助業務だけなのです。そこをしっかりと理解していかないといけないのです。

東郷　身体に手は出さないとすると、じゃ、患者さんの何処に働きかけるのかな？

麻生　心に、です。精神的なところに寄り添っていくのが私たちの仕事だと思っています。

司会　患者さんに関わるチームメンバーが互いの立ち位置を理解して、情報交換しながら連携できれば、何より患者さんは幸せですね。

医療の第一歩は徹底して患者さんの話を聞くこと

麻生　私は、東郷先生が患者さんに話しかける姿に感動するんです。あの姿を見てご家族は、この先生は信頼できると思うのです。

石井　東郷先生にはなんか透視力があるのかな、と思うときがあります。患者さんがいちばん輝いていたときが見えているみたいに感じるんです。

東郷　いえ、見えません……（笑）

司会　たとえば、どのような場面ですか？

麻生　患者さんがしゃべれなくても、本気で向き合うのです。それはそれは丁寧に患者さんに向き合うんですね。その先生の想いが伝わると、周りは患者さんが主役なんだということに気づかされるんですよね。
私たちもそうですけど、ご家族はそういう先生を見ていて、心から信頼できると感じるのだと思います。先生は「エヘ」って思うかもしれないけど、そこだけは本当に尊敬しています。

東郷 あはははは……そうっすかね～。えっ、そこだけ？
私としては、患者さんを診に行っているのだから、患者さんと向き合って話をするのは当たり前なんです。それって自然でしょ。

麻生・石井 う～ん。そうとも言えないかも……

東郷 じゃ、患者さんの何処を見ているのかな？

麻生 たいていは、患者さんの話を聞くよりも、ご家族の話に合わせてしまいがちなんです。ところが、先生がやっていることは医療だけど、どこまでも患者さんを見ていますよね。

東郷 患者さんが主役なのですから当然だと思うのですが、それについては「三鷹のぞみメモリークリニック」院長の木之下先生はかなり徹底していますね。木之下先生は認知症専門医ですが、外来でご家族と患者さんが一緒に来たときでも、徹底して患者さん本人の話を聞きます。ご家族は、親は認知症だから話せないと思っているのだけど、「ご家族は黙っていてください」と患者さんの話を聞くんだよね。あれは、すごいなと思う。

人生の最期とどう向き合うか

麻生　ちょっと聞いてもいいですか？　死に対する日本の教育や価値観は、今どうなっているのでしょうか。

東郷　僕の場合は、医学部で死に対する授業や教育を受けたことはなかったですね。

石井　私は、戦後になって変わったと思っています。

麻生　私も同感です！

石井　戦前に『家庭の医学』という赤本がありましたが、これは出産後のへその緒の切り方とか、死んだ人の清拭のやり方まで書いてあったんです。でも戦後の赤本では、それらは削除されてしまいました。つまり、生と死が日常から切り離されてしまったのです。

今まで相談を受けたなかで、とても印象に残っている方がいます。とてもインテリジェンスの高い方ですが、「父は病院で殺されました」とおっしゃるのです。よくお話を聞いてみると、その方のお父様は治療をしても難しい病気だったんです。しかし、その方は「病院に殺された」と……

東郷　それって、病院に入院したら治ると思ったっていうことですか？

石井　そうなんです。「病院は人の命を救うところでしょ。それなのに、なんで病院で死ぬんですか」って。それで、「人間は生物ですから、必ず死があるんです」みたいなところから説明したのです。

麻生　死は、もちろん本人の問題が大きいのですが、家族の覚悟みたいなものが薄れているように思ったりもします。病院に行けば医師が医療を施してくれると思うことで、家族として向き合うべき「死」を手放してしまうようになった気がします。

東郷　僕が思うのは、本文にも書きましたが、戦後の日本で医療と福祉が話題になったとき、国は医療を選択して、福祉を後回しにしてしまったのだと思います。その結果、福祉の土台をつくる前に病院型の医療が発展してしまい、本来福祉が担うはずの部分まで病院が代わりにやるようになっていきました。その流れのなかで、社会的入院なども増えていったのです。病院型の医療からは在宅医療の必要性も見失われ、必要だと言われながらも進展することはありませんでした。

結果として福祉の分野まで医療が担うことになり、それにつれて医療費はどんどんかさんできました。やっとこのままでは財政がもたないことに気づいて、慌てて福祉の部分は福祉でやろうと方向を切り替えたのです。

しかし、50年間、福祉のベースを何もつくってこなかったのに、「これからは地域の中で支え合いましょう」、「お隣さん同士で手を取り合ってやっていきましょう」と突然言われても、できるはずはないのです。

司会　そうですね。実際に在宅の現場ではいかがですか。

東郷　現場は混乱していますよ。自治体も、地域包括ケアシステムをどうしていいのかわからないと会議のたびに言っています。

石井　病院型医療に偏り過ぎていたことは確かですね。たとえば、1970年代の高齢者医療の無料化が境になって在宅死と病院死は逆転しました。病院で亡くなるほうが楽なので、そちらへ流れてしまったんだと思います。

東郷　日本は収容型施設をたくさんつくることには熱心でも、家で、地域で暮らし続ける環境づくりには力を入れてこなかったんです。せっかくつくった施設も収容所のようなイメージになり、家族はそんなところに年老いた親を入所させようとはしなかった。

そんな施設より病院に入院させていれば、家族は最後まで親の面倒を看ている気になれたのです。その結果、社会的入院が増える一方で、施設は衰退していったという歴史があります。

そのやり方が間違っていたとは誰も謝らないし、国も認めませんね。そのままにして、「次はよくなります、今度は大丈夫です」と言っていますが、うまくいくはずはありません。そのことに私たちは、ちゃんと気がつかないとダメなのです。

麻生　一旦リセットしないとダメですね。地域包括ケアシステムもそうですが、まず考え方を変えることから始めるべきなんです。いちばんは、私たちはいったいどんな死に方を願っているのか、ということです。家族との付き合い方や病気の予防、最期の迎え方、お金のこと、後見人のこと……それらについて考えないと、「だから、今はこうしよう」ということが見えてこないのです。

石井　同じですね。私が今大事だと思っているのは、エンパワメントといって、一人ひとりが自ら考えて、制度も知って、自らの生活を自らコントロールできるようにしていくことです。それとデス・エデュケーション（死への準備教育）ですね。「中学のカリキュラムの中でデス・エデュケーションを行なっていきたい」とおっしゃっている学校の先生もいるんです。少しずつ内面的なところを変えていくことが必要だと思っています。

麻生　私の父はアルツハイマーでした。病院に入院したときに「家には帰れません。家に帰ったら3年で死にますよ」と言われました。家族はそこで揺れたんです。じゃあ、このまま病院にいさせようと思う家族もいれば、あんなに家や家族が大好きなんだから、何があっても家に帰そうと思う家族もいました。

結局、病院からは反対されましたが、「何があってもいいです」と言って連れて帰りました。その後、父は家族に囲まれながら10年以上生きてくれました。

東郷　そのように在宅で最期を迎えようとする患者さんや家族をサポートする社会的な仕組みが必要なんです。そこに税金を投入するとか。

石井　私も叔父と叔母を在宅で最期まで看たのですが、親の場合とは違って互いに少し距離があったんです。親なら「施設に行く？」って聞けるかもしれませんが、そうは言えなくて、徹底的に叔父の意思を聞きました。すると、絶対にこの家で死にたい、ということだったので、そのためのプランをつくり、二人のことは最期まで在宅で看ました。

その後、叔母が入院していたリハビリテーション病院の先生から、二人が亡くなったあと「あのお二人が最期まで在宅だったなんて、どうしてそんなことができたの？」と聞かれました。その先生は、わが家にも来て写真を撮っていき、どこかで発表をされたようです。

私からしますと、病院の先生がそういうことをまったく知らない、ということにびっくりしました。

死を考えることは生を充実させることにつながる

司会　東郷先生は、患者さんの選択の自由を保障することが大事だと強調されていますが、そこには、教育や情報の収集、決定の仕方など、いろんなことが関係しているように思います。このことについて、みなさんはどんなふうに考えておられますか。

石井　情報が多すぎることに問題があるのではないでしょうか。今はネットなどで専門性の高い情報を得ることもできますが、それによって選択しているつもりが、じつは振り回されているという方も多くいらっしゃいますよね。

東郷　今の制度の中では、個々人が自分だけで対応するのは難しいかもしれません。だからこそ、先ほどから話が出ている伴走者のような人が必要になるんだと思います。

石井　確かにそうですね。私は医療職ではないですから、治療などに対してこうしたほうがいいとは言えませんが、状況を聞きながら一緒に考えることはできます。そうしているなかで、患者さんが、「自分はこうしたい」という気持ちに気づかれることはよくありますね。

結局、どんな人とつながっているかということの影響がとても大きいのです。

麻生　たしかに、周りとの関係がうまくいっていて、その人の意思を尊重してくれている環境がある患者さんは、自分の選択をしやすいと思います。

司会　それには、本人が普段から「自分はどうしたいのか」を考えておくことも必要じゃないかと思います。東郷先生は在宅でいろんな方と接していて、どのように感じておられますか。

東郷　ＡＣＰ（アドバンス・ケア・プランニング　今後の治療・療養について患者・家族と医療従事者があらかじめ話し合う自発的なプロセス。人生会議ともいう）は今、何かと話題になっています。これについて、ご自身がＡＬＳ（筋萎縮性側索硬化症）を患い、葛藤の末に人工呼吸器をつけて、「それから人生が楽しくなった」とおっしゃるある患者さんが、自らの経験から、形式的なＡＣＰは行なわないでほしいと話されていました。話し合いのたびに、医師が人工呼吸器のデメリットばかりを強調したからだそうです。

患者さんにとっては残された人生を他人に決められてしまうのではないかという不安もあるでしょうし、ＡＣＰをしたくないと思っている方も意外に多いのではないかと感じています。

現代の日本人の多くが漠然と「延命治療はしたくない」と考えているのは確かですから、国としては、高齢者や難病の方にＡＣＰを行ない、「余計な延命治療はしない」と患者さん側に明確に意思表示させておいて文書に残し後戻りさせない。早い段階から延命治療に向かわせないようにする。そのほうが財政的な面から考えれば都合がいいのです。表面に出てはこないでしょうが、そういった考えがベースにあるのではないかと勘ぐってしまいます。

私自身は、ACPはやらないよりやったほうがいいと思ってはいますが、国の思惑にコントロールされて、安易に、あるいは強制的に行なうことは避けるべきだと考えています。

人は誰でもどんなことをしたって最後は死ぬけれど、元気なうちはなかなかそのイメージがつかないものですよね。だからこそ、人生会議は丁寧に何度も何度もくり返し行なって、患者さん本人の本音を引き出す努力をすることが大切だと思うのです。

そして本当に必要なのは、小学校や中学校のころから、死を見据えた教育をすることなのです。それによって、「人生の最期はどんな死に方がいいのか」と考える習慣を身につけておくことも必要だと思います。

どんな人の人生にも、その延長線上に死がある。そのことを見据えてこそ、生き方の概念がはっきりしてくるのだと思います。日本では、そのことが教育の場で行なわれてこなかったから、高齢になっても「死に方がわからない」とか、80歳、90歳を過ぎて「これから老後を考えようと思います」と悩んでしまう人が増えているのではないでしょうか。

死ぬために生きる、わけではないのですが、死を考えることは生を充実させることにつながるのです。今の時代は、外にばかり気持ちが向いていることが多くて、自分と向き合うことが疎かにされていると感じます。一人ひとりがそのことに気づいて、自らの生き方を問い直すことが何より求められている気がします。

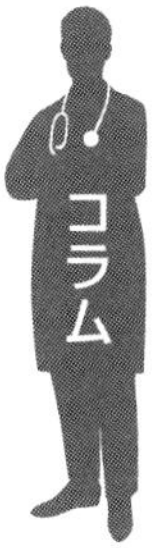

「やっぱり私、誰かのためにもっと歌いたい」

プロのミュージシャンだったカズエさんは当時43歳。乳ガンが脳転移を起こしていて、すでに余命1年以内の告知を受けていました。

初めて往診した日のこと。部屋の中にはピアノがありましたが、彼女がプロのミュージシャンだった面影を残すようなものは特に無いし、カズエさんからもいわゆる業界っぽさは感じられませんでした。

私は、診察が終わる頃に

「今、一番何をしたいですか？」

と聞いてみました。

「ピアノが弾きたいです。私のピアノと歌でみんなを元気にしたいです」

と間髪入れず返事が返ってきました。

予想もしていなかった言葉でしたが、その瞳の奥に、彼女にとっての〝生きる意味〟が垣間見えた気がしました。私が即座に
「カズエさんのリサイタルを開きましょうよ」

と提案したところ、

「また誰かに自分のピアノを聞いてもらえる日が来るとは思っていませんでした」

とカズエさんは嬉しそうに笑いました。

そして、しばらく触っていなかったというピアノの前に座り、蓋を開けて指を鍵盤の上に乗せたかと思うと、楽譜も見ずに得意の洋楽を演奏してくれたのでした。

翌日から早速、診療の合間に会場探しを始めました。ネットで検索したり、直接行って交渉もしてみましたがなかなか目的にかなう会場は見つかりません。時間ばかり過ぎてしまい、さすがに「ヤバいぞ」と途方に暮れかかっていたある日、ピアノがあって貸し切りも可能なレストランがあるという連絡が入りました。その後、話はトントン拍子に進み、数週間後、総勢70名の観客の前で、カズエさんはピアノと

その美声を披露することになりました。

ヨシエさんは脳梗塞で半身麻痺になり言葉が出ない90歳の認知症の女性で、私が担当していた在宅の患者さんです。彼女も、車椅子で娘さんと一緒に聴きに来てくださいました。楽しんでくれているかと、目をやると、ピアノと歌に合わせ笑顔でリズムをとっています。会場は大いに盛り上がり、リクエストにも応え、最後の曲を披露した後に、ヨシエさんから花束を受け取ったカズエさんは、少し興奮気味に、「私は今、病気と闘っています。もう生きることを諦めかけていた私に、まだやれることがあることに、今日、気がつきました。私は必ず元気になります。皆さんも辛いことや苦しいことに負けず、健康に生きてください」と、会場にいた人にメッセージを送りました。「キーボードがあるから、個人のお宅でも老人ホームでもどこでも歌います」とカズエさんは診察

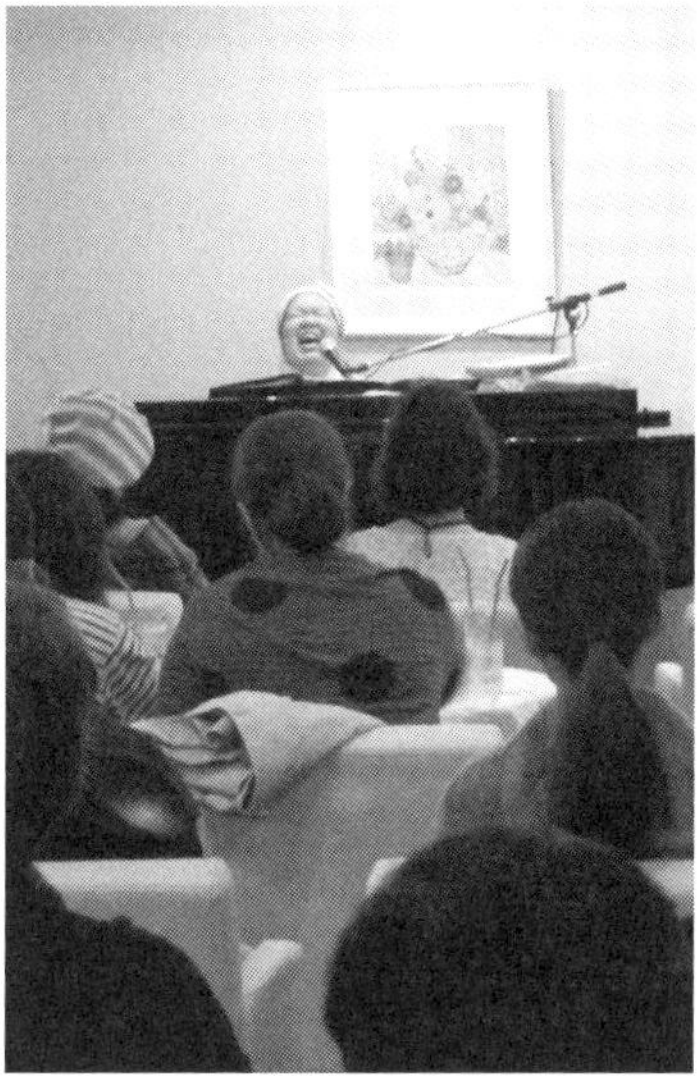
ピアノと美声を披露

のたびに嬉しそうに言いました。2回目は3カ月後にフリースクールで開催。3回目はある施設での記念パーティー、このときには、素人の私でも音が外れることに何度か気づきましたが、カズエさんは最後まで演奏をしました。コミュニティサロンでの4回目は、とうとう途中で弾けなくなり中止。これが最後の演奏となりました。

末期の乳ガンは、脳に転移することがあります。もうそのころは脳の腫瘍の影響で指があまり動かなくなっていたのです。それでも、カズエさんは約半年の間に4回の演奏会をこなしました。そして、少しずつ彼女は動けなくなっていきました。

「私の演奏で、みんなを元気にしたい！」と口癖のように言っていたカズエさんにとって、あの4回のコンサートが本当に幸せだったのか、今となっては知るよしもありませんが、カズエさんが多くの人たちに勇気を与え自信を与え、みんなを励ましてくれたのは確かです。

音の外れたときも、演奏を断念したときであっても、そこにいた私たちの気持ちはひとつになっていました。あのときを共有した人たちは、生きること、死に逝くことを自分のこととして考える好機をカズエさんから与えてもらったはずです。

おわりに

医学生時代に福祉施設で研修を行なったことで、医学部の教室では教えてもらうことのない、社会の闇ともいえる世間から閉ざされた世界があることを私は知りました。そして、そこに光を照らすためには、意識の改革と新たな行動が必要であると痛感したのです。

このとき私の頭の中に、「医療」と「福祉」と「住民」を結ぶ三角形の図がイメージされたことを今でもはっきりと覚えています。

若くて単純だった私は、この目的を達成するためには、福祉日本一の武蔵野市で働き、日本一の医療・福祉の連携モデルをつくって日本全体に広げていくしかないと考え上京しました。そして、そのための手段として選んだのが在宅医療でした。

それから今日まで馬鹿の一つ覚えよろしく、この三角形の頂点の3つをどう繋ぐかに心を砕きつつ私は愚直に在宅医療を実践してきました。

その後28年近く、24時間３６５日体制の医療を、ほぼひとりで休まず続けてこられたのはなぜだろうと考えてみました。

ひとつには、私が意地になって引くに引けなくなったからかもしれません。達成を楽観視していた目標の到達地点までの道のりには、想像をはるかに超える障壁が何重にもそびえ立っており、目標に近づこうとすればその都度叩きのめされ、ゴールは遠のき霞んでいくばかりでした。そのたびに自分の考えの甘さを恥じながらも意地になって引くに引けなくなったのだと思います。

しかし、それより何より私が在宅医療にのめり込んでいった最大の理由は、在宅医療の現場で展開される人生のドラマに何度も感動し、多くを学ばせてもらってきたからにほかなりません。

30年前に比べれば、在宅医療という言葉はある程度世間に知れ渡るようになりました。しかしながら、医療や福祉の専門職も含め、どれだけの人が在宅医療の本当の魅力や存在意義を理解しているでしょうか。

患者さんが療養する「家」という空間で、私はこれまで多くの気付きを得ました。

本人やご家族が死を受け入れ死に向かう過程において、心と心の交流、相手を本当に想う気持ち、生と死の狭間で放たれる〝いのち〟の輝きや底力、死を受容したときの安らぎや感謝などが生まれます。患者さんの肉体としての生命が尽きるときも、「死」のそのあとでさえも、「人生は素晴らしい」「人間はいいな」と感じることが私にはあるのです。

国が進める地域完結型医療とは、表面的な構造上のものでも、制度や仕組みの問題でもありません。「〝いのち〟をありのままに、人が地域で生きること」を支える医療なのです。

今回執筆活動をはじめたことで、幸か不幸か、私自身に変化が起きました。連日24時間体制の張り詰めた精神状態で在宅医療の仕事を続けることに限界を感じはじめていたところに、文章を書くという作業が加わり、ふたつの仕事を同時に行なうことになった私は、恥ずかしながら徐々に壊れていきました。不眠と発作性の動悸に悩まされるようになったのです。

幸い、スタッフのサポートと新たな医療連携のシステムを導入できるようになったことで、週に1日はゆっくり休めるようになり、お陰さまで危機を乗り越えることができました。

自分自身を傷つけることに慣れてしまった人は、他人を犠牲にすることにためらいを持たなくなるものです。私は以前、目標を見失いかけたとき、もっとも尊敬する師にこう言われました。

「人を助けたいのなら、まずあなたが幸せであることです」

この言葉が今、私の心のなかで新たな輝きを発しています。

自分を好きになること
自分を大切にすること
他人への思いやりは、まずそこからスタートします。

本書の出版に当たり、多くの方々のご支援を受けました。

地域づくりの壁にぶつかり、次のステップにどうしても進めず悩んでいた私に、「本を書いてみたらどうですか」と提案してくださったのが柳生百々子さんでした。総合出版コスモ21との間を取り持ち、その後も執筆をサポートしてくれた柳生さん、私が忙しいだろうからと打ち合わせのため三鷹市の東郷医院まで何度も足を運んでくださったコスモ21の山崎優社長、完成までなかなかたどり着かず予定の倍以上の時間がかかったにもかかわらず最後までお付き合いくださった出版社スタッフの皆さん、本当にありがとうございました。

本の中に登場してくださった患者さんやご家族をはじめ、地域の多くの方々、そしてクリニックのみんなにも、さまざまな方面から助けていただきました。私が上京して30年来、公私ともにお世話になってきた武蔵野市福祉公社の服部哲治さんには、今回いろいろとアドバイスしていただきました。

新婚旅行にすら行けず、家庭の中に仕事の槍が降ってくるような日常でも、妻は愚痴ひとつこぼさず、私を励まし続けてくれました。

これまで、支えてくださった多くの方々に、この場を借りて心からの感謝の気持ちをお伝えしたいと思います。

今回この本を書かせていただいたことで、自らを振り返り、そして、次に向かうべき方向を見出せたことは、私にとってはこのうえない幸運でした。

最後に、無二の親友がいる天国へ向けてメッセージを贈らせていただき、筆をおきたいと思います。

中島利博君へ

君と僕は、同じ高校を卒業し、同じ大学の学び舎で笑いあい、当時の鹿児島大学医学部の「顔」、〝世界のヲサメ〟こと納光弘教授のもとで共に働きました。医学生のとき、周囲からお化け屋敷と冷やかされた家賃6000円のアパート「椿荘」の住人は、僕ら二人だけでしたね。

「平成の野口英世になる！」と、学問の道へ進み、次々に論文を発表して30代で医学部の教授になった有言実行の君は、僕の自慢の友でした。

その後、異国の地キルギスで医療活動を行ない数多くの幼い命を救った君は、その華々しい功績によってキルギス共和国の国家顧問に選任され、多くの人々から、日本人の誇りとして熱烈な賛辞を受けました。

でも、ほとんどの人は知りません。

キルギスが貧しい国ゆえに、調査や研究にかかった費用も、また、学ぶ機会を与えるためにキルギスの医師十数人を日本に招いたときの費用も、その大半を自己負担でまかなっていたことを。日本とキルギスの懸け橋となり、医療だけでなく多岐にわたる支援を行なうために募金や寄付活動に奔走していたということを。

けれど僕は、君のその行動をちっとも不思議に感じませんでした。

なぜなら、昔、車いすの患者さんを連れていっしょに岬に遊びに行ったときのある光景が今でも目に焼き付いて離れないからです。突然、目もあけられないほどの激しい突風と豪雨に見舞われたとき、君は最後まで一本の傘で患者さんを雨と風から守り続けました。自分は全身ずぶ濡れになりながら。

〝弱きを助け、強きをくじく〟それこそが、君の真骨頂でしたから。

若かりし日、酒を酌み交わしながら

「二人で日本を変えようぜ！」

と誓ったにもかかわらず、大きく出遅れてしまった僕に対して、

「東郷清児の代わりはどこにもいないのだから」

と、信じて待っていてくれた君に、本の完成を誰よりも楽しみにしていてくれていた

君に、こんな形で報告するなんて夢にも思っていませんでした。
死は残酷です。
でも君が、
「できることは全てやり切った。幸せだった」
と言うのなら、死は安らぎなのかもしれません。
君の志を知る者が、君が照らそうとしていた未来を、これから照らしていきます。
中島先生、ありがとう。
また逢おう！

合掌

なぜ、在宅では「いのち」の奇跡が起きるのか?

2020年11月27日　第1刷発行

著　者――――東郷清児

発行人――――山崎 優

発行所――――コスモ21
〒171-0021　東京都豊島区西池袋2-39-6-8F
☎03(3988)3911
FAX03(3988)7062
URL http://www.cos21.com/

印刷・製本――中央精版印刷株式会社

ISBN978-4-87795-393-5 C0030